Abeer Saad Eswi

Cuidados de enfermagem pré-natais

Abeer Saad Eswi

Cuidados de enfermagem pré-natais

ScienciaScripts

Cover image: www.ingimage.com

This book is a translation from the original published under ISBN 978-3-659-83535-3.

Publisher:
Sciencia Scripts
is a trademark of
Dodo Books Indian Ocean Ltd. and OmniScriptum S.R.L publishing group

120 High Road, East Finchley, London, N2 9ED, United Kingdom
Str. Armeneasca 28/1, office 1, Chisinau MD-2012, Republic of Moldova, Europe
Printed at: see last page
ISBN: 978-620-8-24119-3

Reconhecimento

Antes de mais, estou em dívida para com Allâhu ta'âlâ, o Mais Gracioso e Misericordioso, por me ter permitido concluir este trabalho.

Um agradecimento especial a todas as mães que participaram ativamente no estudo e que me toleraram até à conclusão deste trabalho e foram muito cooperantes.

Dr.ª Yousria El Sayed, Vice-Reitora para os Estudos de Pós-Graduação e Investigação e Professora de Enfermagem Materna e Pediátrica na Faculdade de Enfermagem da Universidade do Cairo, por ter investido muito do seu precioso tempo, esforços incansáveis, orientação contínua e encorajamento na preparação desta tese.

Estou muito grata à **Prof. Dra. Terry Standing,** Professora e Diretora do Programa de Doutoramento em Enfermagem da Frances Payne School of Nursing da Case Western Reserve University, pelo seu apoio e esforços intensos, conselhos sinceros, ajuda contínua e encorajamento ao longo do estudo.

Dr. Mohamed Momtaz, Professor de Obstetrícia e Ginecologia na Faculdade de Medicina da Universidade do Cairo, por me ter proporcionado conhecimentos e experiência valiosos que me ajudaram a realizar a parte prática deste estudo e a concluir este trabalho.

Gostaria de expressar o meu profundo agradecimento à **Dra. Ragaa Ali,** Professora Assistente de Enfermagem de Saúde Materna e Infantil na Faculdade de Enfermagem da Universidade do Cairo, pelo seu apoio constante e pelos seus excelentes conselhos.

Os meus agradecimentos especiais à **Dra. Nemat Youssef,** Professora de Enfermagem Pediátrica na Faculdade de Enfermagem da Universidade do Cairo, pelos seus esforços e conselhos generosos no aperfeiçoamento da análise dos dados.

Estou profundamente grato à minha família pela sua tolerância, o seu tempo, o seu grande apoio e o seu encorajamento.

Resumo

O objetivo deste estudo quase-experimental era investigar a diferença entre dois grupos de mães que receberam intervenções pré-natais e um grupo que recebeu cuidados padrão. Tratou-se de uma amostra aleatória de 100 mães grávidas; 50 mães no grupo (A) do grupo de estudo e 50 mães no grupo (B) do grupo de controlo. Os instrumentos utilizados foram o Personal DataQuestionnaire (PDQ) sobre o perfil demográfico e obstétrico, o Índice de Kessner para avaliar a adequação dos cuidados pré-natais, o acompanhamento pré-natal, o perfil biofísico, o gráfico de Cardiff Kickcount, a evolução da gravidez, o índice de Apgar, a evolução da aprendizagem materna e o questionário após as sessões educativas. Os dados foram recolhidos pelo investigador junto das mães que frequentavam o ambulatório pré-natal da Maternidade El Manial. Foram utilizados dois protocolos; o protocolo um foi aplicado ao grupo de estudo e incluiu cuidados pré-natais normais juntamente com as intervenções do estudo. ththndth
As intervenções incluíram ecografias às 16 semanas de gestação, NST às 28 semanas, BPP uma vez para mães de baixo risco às 32 semanas e duas vezes para mães com complicações como aumento da tensão arterial, rutura de membranas e movimentos fetais reduzidos às 36 semanas. As mães do estudo também participaram em 5 sessões de educação pré-natal com início às 24 semanas de gestação. Para o grupo de controlo, foi utilizado o segundo protocolo, que incluía os cuidados pré-natais habituais. Os resultados do estudo não revelaram diferenças significativas entre os dois grupos em termos de caraterísticas sociodemográficas e obstétricas. O estudo encontrou uma correlação significativa entre o número total de consultas e a pressão arterial materna satisfatória. Não foi encontrada qualquer correlação entre as consultas pré-natais e o tipo de parto. O estudo revelou uma correlação significativa entre o número de consultas e os resultados neonatais, nomeadamente a idade gestacional e o índice de Apgar. O estudo também encontrou uma associação significativa entre o contacto telefónico com o prestador de cuidados de saúde e a manutenção da pressão arterial dentro dos valores normais. Verificou-se também uma associação significativa entre a PPB e o modo de parto e o índice de Apgar. O estudo sublinha a importância da educação pré-natal e da implementação da TN e da PPB.
Palavras-chave: cuidados pré-natais, educação pré-natal, bem-estar fetal.

CAPÍTULO 1

Introdução

Os cuidados pré-natais são descritos como um exemplo perfeito de cuidados preventivos. O termo utilizado por médicos e enfermeiros refere-se ao exame planeado, ao aconselhamento e, eventualmente, ao tratamento de uma futura mãe. Os cuidados pré-natais são provavelmente o fator mais importante para melhorar as estatísticas de morbilidade e mortalidade materna em todo o mundo. (Ingalls & Salerno, 1991). Os cuidados pré-natais consistem numa série de exames e tratamentos adequados para as mulheres grávidas em ambulatório. Os seus três componentes básicos foram definidos como promoção da saúde, avaliação contínua dos riscos e intervenção e acompanhamento médico e psicológico (Klerman 1990; Fiscella, 1990).

Os cuidados pré-natais inadequados podem ser responsáveis por eventuais complicações na gravidez ou no parto, que podem ter consequências físicas e sociais a longo prazo para a mãe, a criança e a família. Podem também afetar a interação precoce entre pais e filhos. A utilização inadequada e tardia dos cuidados pré-natais tem sido associada a maus resultados na gravidez (Phaya, 1993). Os resultados de estudos que examinaram os efeitos dos cuidados pré-natais e da preparação para o parto nas atitudes das mães em relação a si próprias, ao pai, ao bebé, à gravidez, ao parto e ao nascimento mostraram que as mães que frequentaram os cuidados pré-natais têm atitudes mais positivas em relação à gravidez, ao parto, a si próprias, ao parceiro e aos filhos do que as mães que não frequentaram os cuidados pré-natais (Dragonas & George, 1998; Klusmon, 1975).Em muitas partes do mundo, os cuidados pré-natais inadequados foram identificados como um dos factores que contribuem para a elevada mortalidade materna. Algumas destas áreas incluem África, Malawi, Egito, Índia e alguns países da América Latina. Mesmo nos Estados Unidos, foi salientado que as mulheres das zonas rurais correm o risco de receber cuidados pré-natais e maternos inadequados devido a factores como a pobreza, a falta de seguro de saúde, a perda de serviços locais, incluindo o encerramento de unidades obstétricas de hospitais rurais, o que conduz a maus resultados na gravidez (Lawharne, Zweig & Tinker, 1990). Outros estudos mostraram que os cuidados pré-natais adequados estavam significativamente associados a um menor risco de parto prematuro ou de bebés com baixo peso à nascença do que as mulheres que receberam cuidados inadequados (Barros, Traveres, & Rogers, 1996; Hulsey, Patric, Alexander & Ebeing, 1999). Com base no estado atual dos conhecimentos, este estudo quase experimental foi realizado para examinar os resultados maternos e infantis após intervenções para melhorar a qualidade dos cuidados pré-natais no Egito.

Os cuidados pré-natais têm vários objectivos, incluindo a deteção e o tratamento das condições físicas durante a gravidez, a prevenção das complicações da gravidez, um parto em condições óptimas, um bebé normal e saudável, o estabelecimento de bons hábitos de saúde que beneficiem toda a família e um ajustamento saudável após o parto (Angalls & Salerna, 1991). Os estudos que examinaram a adequação dos cuidados pré-natais demonstraram uma melhoria dos resultados maternos e infantis. Num estudo com 1771 mulheres grávidas, que examinou a adequação dos cuidados pré-natais e os resultados da gravidez, verificou-se que os cuidados pré-natais inadequados estavam associados a um risco acrescido de parto prematuro (Kruger & School, 2000). O estudo sugere que as mulheres que receberam cuidados pré-natais inadequados tinham um risco 2,8 vezes maior de parto pré-termo do que as mulheres que receberam cuidados pré-natais adequados. Uma maior utilização dos cuidados pré-natais foi também associada a um maior peso médio à nascença e a uma maior idade gestacional (Alexander & Cornely, 1987). Bons cuidados pré-natais são um componente importante para melhorar os resultados perinatais nos EUA e em todo o mundo.

Felizmente, a taxa de mortalidade infantil no Egito diminuiu significativamente nos últimos anos. A mortalidade infantil no primeiro ano de vida diminuiu de cerca de 146/1000 nados-vivos nos anos 1970-1974 para 62/1000 nos anos 1988-1992. Embora a redução para mais de metade seja encorajadora, a probabilidade de um bebé morrer no primeiro ano de vida continua a ser elevada (Little, EL Kassas & Eissa, 2000). Outros estudos mostram que a mortalidade infantil (ou seja, o número de mortes entre o nascimento e o primeiro dia de vida) no Egito diminuiu no último quarto de século, passando de 124 por 1000 em 1974-78 (EDHS, 1988) para 52 por 1000 em 1995-99 (EDHS, 2000). O declínio foi maior entre os bebés mais velhos e, como resultado, a proporção de mortes no período neonatal (ou seja, mortes nos primeiros 28 dias de vida) aumentou. Dados recentes mostram que 55% de todas as mortes de bebés ocorrem durante o período neonatal (Hakim & El-Zanaty, 2000). O Egito estabeleceu o objetivo de reduzir a taxa de mortalidade infantil para 38/1000 nascimentos até 2005.

A Organização Mundial de Saúde (OMS) (1998) recomendou que os países com um nível médio de mortalidade deveriam ter como objetivo uma taxa de mortalidade infantil inferior a 50 mortes por 1000 nascimentos até 2005. Até 2015, todos os países devem ter como objetivo uma taxa de mortalidade infantil inferior a 35 por 1000 nados-vivos. Os países que atingirem estes valores mais cedo devem esforçar-se por os reduzir ainda mais.

Para além do problema da elevada mortalidade infantil, existe um problema conexo de mortalidade materna mais elevada: o rácio nacional de mortalidade materna (RMM) é de 83/100.000 nados-vivos OMS (1997). Entre as estimativas mais baixas do Relatório Nacional de Mortalidade oficial do Egito e as taxas mais elevadas registadas pelos hospitais, os estudos baseados na comunidade fornecem valores intermédios que vão de 190 mortes maternas por 100 000 nascimentos na zona rural de Menoufia a 163 na zona urbana de Alexandria e 299 por 100 000 nascimentos no Alto Egito, uma região onde os serviços de saúde são particularmente inadequados. (Saleh, Gadalla e Fortney, 1987).

As doenças relacionadas com a gravidez são uma das principais causas de mortalidade materna no Egito. Os médicos citam a hemorragia anteparto como uma das causas mais comuns de morte, enquanto a toxicose na gravidez ocupa o segundo lugar. A anemia, as doenças cardíacas e a hepatite infecciosa são também as principais causas. Outras causas de mortalidade materna definidas pelos médicos são a obstrução do parto e a rutura uterina (El Mouelhy & Mawaheb, 1991).

Segundo a OMS (1997), 585.000 mulheres morrem todos os anos de causas relacionadas com a gravidez, 99% das quais nos países em desenvolvimento. Atualmente, a taxa de mortalidade materna é mais elevada na África Ocidental, com 1.020 mortes maternas por 100.000 nados vivos. As causas diretas de morte materna são a hemorragia, a obstrução do trabalho de parto e as perturbações hipertensivas da gravidez. As causas indirectas de morte materna incluem a anemia, os baixos padrões de cuidados médicos nos encaminhamentos obstétricos, o não reconhecimento da gravidade do problema a nível da comunidade, os atrasos na decisão de procurar cuidados médicos, a falta de transporte e os cuidados de saúde primários inadequados, que são considerados mais de uma vez como uma causa provável ou possível de morte materna (Walraven, Telfer, Rowley & Ronsmans, 2000). Na República Islâmica da Mauritânia, as causas obstétricas diretas são responsáveis por 80% das mortes maternas. As mortes maternas estão principalmente relacionadas com hemorragia, infeção, hipertensão e aborto. As causas indirectas de morte materna são principalmente a anemia, a malária, a hepatite C e a SIDA. (Prual, 1999). Numa análise retrospetiva de dois anos de 147 mortes maternas em hospitais urbanos e rurais da África do Sul, a taxa de mortalidade materna (MMR) foi estimada em 144 por 100.000 nados-vivos. Foi significativamente mais elevada nos hospitais urbanos (160 por 100 000) e as principais causas de morte foram as perturbações hipertensivas da gravidez (33%), das quais a eclâmpsia representou 70%, e a hemorragia (18%). Apenas 49,7% das mulheres que morreram na África do Sul estavam em clínicas pré-natais (Moodeley, Payne & Moodeley, 1996).

O Governo egípcio está determinado a reduzir as taxas de mortalidade materna e infantil e está a envidar esforços nesse sentido. O Egito quer seguir o mesmo caminho que outros países desenvolvidos. De acordo com a Conferência Internacional sobre População e Desenvolvimento (CIPD), realizada no Cairo em 1994, e com a Cimeira Social Mundial, realizada em Copenhaga em março de 1995, foram estabelecidos objectivos para reduzir a mortalidade materna em 50% até 2015. Além disso, o Programa de Ação da CIPD recomenda que "os países com um nível intermédio de mortalidade materna devem procurar atingir um rácio de mortalidade materna inferior a 100 por 100 000 nados-vivos até 2005 e um rácio de mortalidade materna inferior a 60 por 100 000 nados-vivos até 2015". (Little, El-Kassas & Eissa 1995).

Nos Estados Unidos, a RMM é muito mais baixa do que nos países em desenvolvimento. Nos EUA, a utilização de cuidados pré-natais atempados aumentou para 82,2% entre 1990 e 1998. As maiores melhorias registaram-se entre as mulheres negras (73,3%) e hispânicas (74,3%). Os objectivos nacionais de promoção da saúde e prevenção de doenças do programa Healthy People 2000 exigem que não haja mais de 3,3 mortes maternas por 100 000 nados-vivos. Embora a taxa de mortalidade materna nos EUA seja já mais baixa do que em muitos outros países, entre 1987 e 1990 foram classificadas 1 459 mortes como relacionadas com a gravidez nos EUA. A taxa global de mortalidade relacionada com a gravidez foi de 9,2 mortes por 100 000 nados-vivos. A taxa de mortalidade relacionada com a gravidez foi consistentemente mais elevada para as mulheres negras do que para as mulheres brancas para cada fator de risco analisado por etnia. Além disso, a taxa de mortalidade relacionada ao risco foi 7,7 vezes maior para as mulheres que não receberam assistência pré-natal do que para as mulheres que receberam assistência pré-natal adequada. As causas mais comuns de morte materna nos EUA foram a hipertensão relacionada com a gravidez, a embolia, a infeção e a hemorragia. (Berg, Atrash, Koonin & Tucker, 1996; Koonin, Mackay, Berg, Atrash &

Smith, 1997).

Problema

A elevada taxa de mortalidade materna e a elevada taxa de mortalidade neonatal são dois dos maiores problemas do Egito. Este facto deve-se, em grande medida, à inadequação dos cuidados pré-natais prestados às mães durante a gravidez. Por conseguinte, espera-se que a melhoria da qualidade dos cuidados pré-natais através de um rastreio contínuo e da prestação de informações sobre o bem-estar materno e fetal melhore os resultados em termos de saúde durante a gravidez e o parto, tanto para as mães como para os fetos. Os cuidados pré-natais podem ajudar a reduzir o número e a gravidade das complicações relacionadas com a gravidez através de uma monitorização cuidadosa e do tratamento precoce das doenças que se agravam durante a gravidez, como a anemia. Também permite oferecer tratamentos profilácticos, como a suplementação com ferro e ácido fólico e o tratamento de doenças como as sexualmente transmissíveis. Bons cuidados pré-natais também facilitam a deteção precoce e o tratamento de complicações relacionadas com a gravidez, reduzindo assim a RMM. No entanto, foram realizados poucos estudos no Egito para documentar o impacto dos cuidados pré-natais nos resultados da gravidez. Por conseguinte, o objetivo deste estudo foi investigar a diferença entre dois grupos de mães, um que recebeu cuidados pré-natais alargados e o outro que recebeu cuidados pré-natais normais. Como as taxas de mortalidade infantil e materna continuam elevadas e existe atualmente uma discrepância entre os cuidados prestados nos hospitais públicos e nos hospitais ou clínicas privados, o objetivo final do estudo era melhorar a qualidade dos cuidados pré-natais no Egito.

Significado

O número de mães que utilizam atualmente os cuidados pré-natais no Egito é estimado pela OMS (1997) em 52%. Esta percentagem deveria ser muito mais elevada a fim de cumprir os objectivos mãe-bebé da OMS (1998). Estes objectivos estabelecem que, em primeiro lugar, todas as mulheres grávidas, independentemente das circunstâncias da sua gravidez, devem ter acesso a cuidados básicos de maternidade, incluindo cuidados pré-natais de qualidade, parto limpo e seguro e cuidados pós-parto. Em segundo lugar, de acordo com os objectivos da OMS, todas as mulheres grávidas devem ter pelo menos quatro consultas pré-natais com uma duração mínima de 20 minutos. Estas consultas destinam-se à prevenção, à deteção precoce e ao tratamento de complicações. Além disso, os cuidados pré-natais devem incluir a promoção da saúde, a avaliação, o tratamento e/ou o encaminhamento.

Por último, os cuidados pré-natais devem ser utilizados para informar as mulheres e as suas famílias sobre os perigos e sintomas durante a gravidez e o parto e para as ajudar a desenvolver um plano de parto adequado com base nos antecedentes e no estado de saúde da mulher. Os cuidados pré-natais desempenham um papel importante na monitorização do estado da mãe durante a gravidez, uma vez que ajudam a identificar problemas que surgem durante este período crítico, a tratar complicações relacionadas com a gravidez e a avaliar o bem-estar do feto, reduzindo assim as taxas de mortalidade materna e infantil. Por conseguinte, a OMS recomenda vivamente a prestação de cuidados pré-natais adequados.

Há uma série de questões que funcionam como barreiras e contribuem para a baixa adesão das mães aos cuidados pré-natais no Egito. Entre elas contam-se a pobreza, a falta de serviços locais, especialmente nas zonas rurais, a falta de prestadores de cuidados de saúde, tais como enfermeiros especializados com formação e outros prestadores de cuidados de saúde que possam prestar cuidados pré-natais adequados, incluindo a informação de que as mulheres grávidas necessitam neste momento crítico. Outros factoresAs barreiras incluíam variáveis sociodemográficas, como a baixa idade materna, a paridade elevada, o estatuto económico, o nível de escolaridade, o facto de cuidar de outras crianças e problemas de transporte.Uma das componentes mais importantes dos cuidados pré-natais é a avaliação do bem-estar do feto. A avaliação fetal é uma parte essencial dos cuidados de saúde globais para as mulheres e os seus fetos. A avaliação fetal é um espetro de avaliações que conduzem a intervenções que permitem à mulher grávida obter o resultado obstétrico mais positivo possível. O bem-estar fetal pode ser avaliado através de uma série de procedimentos de diagnóstico, como a monitorização fetal eletrónica, a contagem dos movimentos fetais maternos, a ecografia e o perfil biofísico fetal (BPP). O perfil biofísico fetal é considerado um método fiável para reduzir a elevada taxa de falsos positivos que caracteriza o método de teste de parâmetro único e pode ser útil na monitorização de gravidezes de alto risco (Carolyn, Gegor, Paine, Timothy & Johnson, 1991). A premissa básica do PFB é que a precisão preditiva da observação de um conjunto de variáveis biofísicas é melhor do que a obtida pela observação de uma única variável. O feto em risco pode ser melhor identificado considerando variáveis que reflectem a condição imediata do feto (reatividade da frequência cardíaca, movimento fetal, movimento respiratório fetal e tónus fetal) e variáveis que reflectem a condição fetal durante um período de tempo mais longo (volume de líquido amniótico). Todas as variáveis são medidas com ultra-sons em tempo real. Para a pontuação, a cada variável é atribuído um valor de 0 se for anormal e de 2 se for normal. (Chamberlain, Manning & Marrison, 1984). No presente estudo, o perfil biofísico foi um indicador importante da condição do feto e ajudou na tomada de decisões para a gestão da condição da mãe. **Objetivo do estudo**

O objetivo deste estudo foi investigar a diferença nos resultados da gravidez entre dois grupos de mães, um que recebeu cuidados pré-natais melhorados e o outro que recebeu cuidados normais.

Quadro teórico

O enquadramento teórico em que este estudo se baseou foi o Modelo de Crenças na Saúde (Becker, 1974). Os componentes básicos do HBM derivam de um corpo estabelecido de teorias psicológicas e comportamentais cujos vários modelos assumem que o comportamento depende principalmente de duas variáveis: em primeiro lugar, o valor que um indivíduo atribui a um determinado objetivo e, em segundo lugar, a avaliação do indivíduo sobre a probabilidade de uma determinada ação atingir esse objetivo (Nancy & Becker, 1984). O Modelo de Crenças sobre a Saúde pressupõe que a perceção da ameaça influencia o comportamento de saúde e que a perceção do indivíduo é influenciada pelos seus conhecimentos pessoais, personalidade básica e experiências anteriores.O Modelo de Crenças sobre a Saúde postula que é mais provável que as pessoas sigam as instruções dos cuidados de saúde se acreditarem que são vulneráveis a problemas, que podem surgir problemas que podem ter consequências graves, que têm os conhecimentos necessários para evitar o problema e, finalmente, que seguir as instruções reduziria o risco de complicações (Becker, 1974). No presente estudo, os cuidados pré-natais, incluindo a caraterização biofísica e a informação sobre os sinais de perigo durante a gravidez, a importância das consultas regulares e a importância de tomar a medicação prescrita, foram vistos como uma forma de reforçar as crenças das mães de que são vulneráveis a problemas com consequências graves. O comportamento da mãe de responder às instruções dadas, contar os movimentos fetais e comunicar os sinais por telefone foi visto como um indicador de comportamento de saúde.resultante do conhecimento. Uma prova de esforço não reactiva (TNR) e uma pontuação baixa no perfil biofísico foram percebidas como uma ameaça no estudo (Figura 1).

Figura (1): **Modelo de Crenças em Saúde (Becker, 1974), aplicado ao estudo**

Modifying Factors
Demographic variables .1
(age, occupation, education, income)
2. Prior contact with disease

Susceptibility

Nursing Interventions
Raising mother's awareness of a developing .1
problem
Doing investigations (NST, BPP, & US) .2
Explaining the results to the mothers. .3

Perceived threat due to results

Likelihood of action
Making regular visits .1
Reporting any problem .2
Responding to instructions .3
Counting fetal movements .4
5. Making follow- up phone.

Desired maternal & neonatal outcomes

Efeitos do estudo dos cuidados pré-natais em enfermagem

Os enfermeiros podem contribuir muito para o sucesso dos cuidados pré-natais, ouvindo, aconselhando e ensinando. Estas áreas de especialização da enfermagem são importantes para o sucesso dos cuidados pré-natais. (Villar & Bergsjo, 1997). Os enfermeiros, quer como prestadores de cuidados primários, como as parteiras e os enfermeiros, quer como enfermeiros em clínicas, prestam grande parte dos cuidados de saúde e do aconselhamento à mulher grávida durante o período pré-natal. O acompanhamento contínuo das mães ajuda a enfermeira a reconhecer e a reagir atempadamente a doenças ou problemas relacionados com a gravidez, reduzindo a probabilidade de efeitos negativos na gravidez. O estudo deste fenómeno contribuirá para o corpo de conhecimentos de enfermagem.

Hipóteses de investigação

H1. As mães que participam em melhores cuidados pré-natais e no acompanhamento têm um resultado mais favorável do que as que não participam.

a) Existe uma correlação entre as consultas pré-natais e os resultados da gravidez.

b) Existe uma correlação entre as consultas pré-natais e os resultados dos cuidados neonatais.

H2. As mães que recebem educação pré-natal têm um resultado mais positivo na gravidez do que as mães que não recebem educação pré-natal.

H3. As mães que efectuam o perfil biofísico do feto em tempo útil têm melhores resultados neonatais do que as mães que não o fazem.

Definição de termos

Definições teóricas

Os cuidados pré-natais são definidos como o processo abrangente e as intervenções realizadas pelos prestadores de cuidados de saúde durante a gravidez para promover a saúde da mãe e do seu bebé (Nichols & Zwelling, 1997).

Definição operacional

Os cuidados pré-natais alargados no presente estudo são um programa abrangente oferecido pelo investigador às mulheres grávidas durante a gravidez, desde as 16 semanas até ao parto. Consiste em (a), acompanhamento contínuo (b), cuidados pré-natais (c) e avaliação do bem-estar fetal da futura mãe. O número de consultas pré-natais foi utilizado como medida da adequação dos cuidados pré-natais.

Definições teóricas

O bem-estar fetal é definido como a adequação do crescimento à gravidez, a normalidade da estrutura corporal, a oxigenação adequada pela placenta e a expressão de uma boa atividade fetal (Burroughs, 1992).

Definição operacional

No presente estudo, o bem-estar fetal foi medido através da monitorização da condição fetal durante a gravidez, utilizando a ecografia às 16 semanas de gestação, a TN às 28 e o perfil biofísico às 32 e 36 semanas de gestação, para além da educação da grávida sobre a contagem dos movimentos fetais a partir das 28 semanas de gestação.[th]

Definições teóricas

A educação pré-natal é definida como a aprendizagem cognitiva e afectiva de que a futura mãe e a sua família necessitam para assegurar uma gravidez, um parto e um período pós-parto saudáveis e satisfatórios (Public Health Service Panel, 1989).

Definição operacional

No presente estudo, o investigador deu aulas pré-natais a um grupo de mulheres grávidas. [th]Foram oferecidas às mães cinco sessões de 30 minutos cada, a partir da 24ª semana. Foram dadas instruções individualizadas durante as visitas. A eficácia da formação foi medida pela capacidade das mães de contar os movimentos fetais, pelo contacto telefónico com o investigador para comunicar quaisquer problemas ou desconforto e pelo preenchimento do questionário após a última sessão formal de formação pré-natal.

Definições teóricas

O resultado da gravidez é definido como os resultados ou produtos que atingem o objetivo da conceção. Isto inclui a melhoria do estado físico, fisiológico e funcional da mãe e do bebé (Black, 1999).

Definição operacional

Os resultados da gravidez no presente estudo relacionam-se com o estado da mãe durante a gravidez, o trabalho de parto e o parto e o período pós-parto. A tensão arterial materna foi medida durante as consultas, o aumento de peso, o tipo de parto e o estado da mãe após o parto.

Definição teórica

O perfil biofísico é uma abordagem para avaliar o bem-estar fetal em que são analisadas cinco variáveis: movimento respiratório fetal, movimento corporal grosseiro, tónus fetal, coração fetal, reatividade e volume de líquido amniótico.

Definição operacional

No presente estudo, foi utilizado para avaliar o bem-estar fetal. Cinco variáveis são analisadas com esta abordagem: movimento respiratório fetal, movimento corporal grosseiro, tónus fetal, coração fetal, reatividade e volume de líquido amniótico. [ndth]O teste foi realizado com uma máquina de ultra-sons em tempo real às 32 semanas uma vez em mães de baixo risco e duas vezes às 36 semanas de gestação em casos indicados.

Definições teóricas

A prova de não stress é um teste para examinar a aceleração cardíaca fetal em relação ao movimento fetal (Daniels & Boehm, 1991).

Definição operacional

A prova de não stress foi utilizada no presente estudo como um método de avaliação do estado fetal através da observação da aceleração da frequência cardíaca fetal

(FCF) após um estímulo como a atividade fetal. [th]Este teste foi efectuado às 28 semanas de gravidez.

Definições teóricas

O exame de ultra-sons é uma técnica não invasiva utilizada para obter informações sobre o feto. Baseia-se na radiação de retorno de ondas de alta frequência que são reflectidas por tecidos de diferentes densidades. É também utilizado para determinar a idade gestacional do feto, as anomalias fetais, o diagnóstico de gravidezes múltiplas e o atraso de crescimento fetal.

Definição operacional

No presente estudo, é efectuado inicialmente na 16ª semana de gravidez.

Definições teóricas

Os resultados neonatais referem-se ao estado do recém-nascido após o nascimento.

Definição operacional

Neste estudo, foi medida com base no peso à nascença, na pontuação de Apgar e na idade gestacional do bebé.

Capítulo 2

Revisão integrativa da literatura

O objetivo da seguinte revisão integrada da literatura é analisar o trabalho empírico anterior na investigação sobre cuidados pré-natais, avaliação do bem-estar fetal e educação para o parto em relação aos resultados da gravidez. A revisão centra-se principalmente na investigação publicada a partir de 1995

Cuidados pré-natais

Os cuidados pré-natais são uma série de intervenções efectuadas durante a gravidez para melhorar as hipóteses de um bom resultado (Nagey, 1989). É fundamental para a saúde geral da mãe e da criança e constitui uma estratégia importante para reduzir o número de bebés com baixo peso nascidos todos os anos e diminuir a taxa de mortalidade infantil (Smith, 1990). Os cuidados pré-natais servem de introdução ao sistema de saúde e permitem aos médicos e enfermeiros avaliar o estado da mãe. Pode ser uma forma económica de obter benefícios para a saúde a longo prazo. Pode ter um impacto positivo na deteção e tratamento de doenças obstétricas como a hipertensão e a diabetes (Kruger & Scholl, 2000).

A fase pré-natal é um período de preparação física e psicológica para o nascimento e a parentalidade. A parentalidade representa uma das crises de maturação da vida adulta e é um período de intensa aprendizagem tanto para os pais como para os seus entes queridos. O período pré-natal é uma oportunidade única para os enfermeiros e outros membros da equipa de cuidados de saúde influenciarem a saúde da família. Durante este período, as mulheres que são efetivamente saudáveis procuram cuidados regulares, aconselhamento e intervenções de promoção da saúde por parte dos enfermeiros, que podem influenciar o bem-estar da mulher e do feto (Lowdermilk, Pery & Bobake, 1997).

Historial dos cuidados pré-natais

No início do século XIX, os cuidados pré-natais estavam rodeados de mitos, tradições culturais e tabus. No entanto, vários factores levaram ao desenvolvimento do modelo atual de cuidados pré-natais. A primeira clínica pré-natal foi criada em Dublin. As mulheres que se registavam para dar à luz na Irlanda eram examinadas por um médico e as mulheres com sintomas de pré-eclâmpsia eram tratadas (Tausing, 1937).

Oito anos mais tarde, foi inaugurado um abrigo em Filadélfia, nos Estados Unidos, para proporcionar alojamento limpo a mulheres grávidas necessitadas; as mulheres aí alojadas tinham menos infecções perinatais e melhores resultados de parto (Penman, 1972).

O desenvolvimento do esfigmomanómetro em 1888 levou à introdução de controlos de rotina da tensão arterial, da urina e do peso durante os cuidados pré-natais para detetar sinais de pré-eclâmpsia. Posteriormente, os prestadores de cuidados de saúde começaram a aperceber-se de que as taxas de mortalidade materna e infantil diminuíam quando as mulheres grávidas recebiam cuidados centrados na deteção de sintomas de pré-eclâmpsia e na redução das infecções (Merkatz & Thompson, 1990).

As enfermeiras desempenharam um papel fundamental no desenvolvimento inicial dos cuidados pré-natais. th No início do século XX, a obstetrícia ainda não era um domínio especializado. Os cuidados pré-natais não estavam organizados e a maior parte dos partos era efectuada em casa. No entanto, as enfermeiras estavam ativamente envolvidas no estabelecimento de programas de cuidados pré-natais, iniciando serviços de visitas domiciliárias para cuidados pré-natais e participando em programas governamentais para reduzir a mortalidade materna e infantil. Em Boston, as enfermeiras visitavam as mulheres grávidas e forneciam apoio emocional e instruções sobre cuidados pessoais. Em Nova Iorque, as enfermeiras desempenharam um papel fundamental aquando da criação da Maternity Center Association, em 1918, para coordenar os centros de cuidados de maternidade. Em Nova Iorque, as enfermeiras também efectuavam visitas ao domicílio, faziam o rastreio de complicações e informavam as mulheres sobre o parto.

e os cuidados infantis. Mais uma vez, observou-se um declínio da mortalidade materna e infantil. Como resultado, o conceito de cuidados durante todo o período pré-natal começou a crescer e a ganhar respeito (Vareney, 1987).

Outros acontecimentos históricos alteraram os cuidados prestados às mulheres em idade fértil. Em 1925, Mary Breckinridge introduziu a obstetrícia nas mulheres rurais do leste do Kentucky. As parteiras prestavam cuidados e orientação pré-natal e os médicos actuavam como conselheiros. A mortalidade materna diminuiu e a mortalidade infantil desceu para menos de 3% (Merkatz & Thomposon, 1990). No entanto, a partir de 1930, os médicos começaram também a prestar cuidados pré-natais, uma vez que as escolas de medicina incluíram a obstetrícia nos seus currículos. O local do parto também se deslocou do domicílio para o hospital. Consequentemente, os cuidados anteriormente prestados pelas enfermeiras passaram cada vez mais para as mãos dos médicos e dos hospitais (Flanagan, 1986; Varney, 1987). Atualmente, mais de 98% dos partos nos Estados Unidos têm lugar em hospitais (Jacobs Institute of Women's Health, 1992).

O atual sistema de cuidados pré-natais baseia-se num modelo desenvolvido no final do século XIX para tratar e diagnosticar os sintomas da pré-eclampsia (Merkatz e Thompson, 1990). Os cuidados pré-natais continuam a incluir análises de rotina à tensão arterial, à urina e ao peso. No entanto, foi introduzido o rastreio de outros indicadores de risco materno e de indicadores de desenvolvimento fetal anormal. Atualmente, os cuidados pré-natais centram-se essencialmente na deteção e no tratamento rápido das complicações. Este modelo de cuidados tem-se revelado eficaz na redução da mortalidade materna e infantil. (Enkin, Keirse & Chalmers, 1989)

Cuidados pré-natais adequados

Existem várias definições de cuidados pré-natais adequados na literatura. A definição desenvolvida pelo Institute of Medicine (I OM) afirma que os cuidados pré-natais adequados começam no primeiro trimestre de uma gravidez de 36 semanas ou mais e terminam no segundo trimestre.

inclui 9 ou mais visitas, os cuidados intermédios começam no segundo trimestre e incluem 5 a 8 visitas, e os cuidados inadequados começam no terceiro trimestre e incluem 4 ou menos visitas (IOM, 1988). Esta definição é coerente com a de Kessner, Singer & Kalk (1973). A frequência recomendada pelo American College of Obstetrics and Gynecology (ACOG, 1988) é de uma consulta de quatro em quatro semanas durante as primeiras 28 semanas de gravidez e de quinze em quinze dias até às 36 semanas de gravidez e, a partir daí, de semana a semana. Em contraste com outras recomendações, o Departamento de Saúde e Serviços Humanos (USADHHS, 1989) convocou um painel de peritos em cuidados pré-natais. O painel criou um calendário pré-natal que recomendava menos consultas para mães sem problemas especiais. A recomendação de menos consultas foi controversa.

Foram efectuados numerosos estudos empíricos para investigar o impacto da redução das consultas pré-natais nos resultados perinatais. Sikooriski, Wilson, Clement, Das e Semeeton (1995) realizaram um ensaio prospetivo e aleatório no sudeste de Londres que envolveu 2 794 mulheres de baixo risco. O principal objetivo do estudo era determinar se a redução do número de visitas ao médico levaria a um aumento da taxa de cesarianas por hipertensão relacionada com a gravidez. As mulheres foram distribuídas aleatoriamente pelo grupo de controlo tradicional, com 13 visitas, ou pelo novo programa, com 7 visitas. Os resultados dos estudos não revelaram qualquer diferença significativa entre os dois grupos em termos de taxas de cesariana por hipertensão associada à gravidez. Um dos pontos fortes do estudo é a medição da eficácia clínica e psicológica em relação às pacientes. As limitações incluem a taxa de atrito, ou seja, um aumento do número de visitas no grupo de intervenção e uma diminuição do número de visitas no grupo de controlo. Esta diminuição levou a uma sobreposição entre os dois grupos, resultando numa diferença média real de apenas 2,2 visitas.

Binstock e Tasdick (1997) realizaram um estudo prospetivo, quase aleatório, com 549 mães de baixo risco no sul da Califórnia. O objetivo do estudo era investigar os efeitos da redução da frequência das consultas sobre os resultados da gravidez, a satisfação das pacientes e a utilização de medidas de regressão. O grupo de controlo compareceu a 13 consultas, enquanto o grupo de estudo compareceu a 8 consultas. Os resultados do estudo não mostraram diferenças significativas entre os dois grupos em termos de utilização de recursos, parto e resultados neonatais. Verificou-se uma diferença significativa entre os dois grupos no que respeita à satisfação das pacientes, com o grupo de estudo que teve menos consultas a referir um nível de satisfação mais elevado. O estudo foi limitado pela taxa de abandono significativa nos grupos de controlo e de estudo (29% e 24%, respetivamente).

Alguns estudos apresentam resultados contraditórios. Num estudo de 252 nascimentos de gémeos únicos do registo perinatal da Baviera em 1978, foram analisados o momento da primeira consulta pré-natal e o número de consultas e os seus efeitos no resultado da gravidez. Os resultados do estudo indicaram uma correlação positiva significativa entre a idade gestacional na primeira consulta e o prognóstico da gravidez. O momento da primeira consulta, após as 21 semanas de gestação, teve um impacto negativo claro na taxa de bebés com baixo peso à nascença ($p<0,0001$, $RR= 1,34$) e na transferência para unidades pediátricas (RR= 1,41, p< 0,0001) e nados-mortos (RR= 1,70, p< 0,025), em comparação com as gravidezes em que os cuidados pré-natais começaram após as 9 a 12 semanas. Os dados também mostraram uma forte associação positiva entre o número de consultas pré-natais e o intervalo de quatro critérios prognósticos relacionados à morbidade e mortalidade. (Após < 4 consultas, a taxa de bebés extraviados (RR = 3,91), o baixo peso à nascença (RR = 9,18) e os números de cuidados pré-natais (RR = 7,65) e de mortalidade pós-natal (RR = 29,5) foram todos significativamente (p, 0,0001) mais elevados do que após > 10 consultas. (Wulf & Steck, 1994)

Muitos estudos demonstraram que os cuidados pré-natais adequados estavam significativamente associados a um menor risco de parto pré-termo ou de baixo peso à nascença do que nas mulheres que receberam cuidados inadequados (Barros, Traveres & Rogers, 1996; Hulsey, Patric, Alexander & Ebeing, 1991).

Krueger e Scholl (2000) investigaram a relação entre a adequação dos cuidados pré-natais e os resultados da gravidez. Analisaram dados de 1771 pacientes que participaram num estudo em curso sobre o crescimento materno em mulheres grávidas jovens. Foram utilizados os índices de Kessner e Kotelchuck para determinar a adequação dos cuidados pré-natais. O índice de Kessner de adequação dos cuidados pré-natais combina o momento da primeira consulta pré-natal e o número total de consultas em três categorias: adequada, moderada e inadequada. Para que os cuidados sejam considerados adequados, devem começar antes da 14ª semana de gravidez. Qualquer mulher que inicie os cuidados pré-natais às 28 semanas ou mais tarde é considerada como tendo recebido cuidados inadequados. Os cuidados adequados estão estreitamente alinhados com as diretrizes da ACOG. Kotelchuck (1994) redefiniu o Índice de Kessner como Índice de Adequação da Utilização de Cuidados Pré-Natais. Existem várias diferenças. Os cuidados iniciados após o primeiro trimestre podem ser classificados como "moderados" se for atingido um número adequado de consultas. Existem pequenas diferenças no número de consultas nas categorias "inadequado" e "adequado". No entanto, a maior diferença para os médicos e as parteiras reside no facto de ter sido introduzida uma categoria adicional "Adequado - Mais" para as mães que iniciem os cuidados pré-natais até ao quarto mês e completem 110% ou mais das consultas recomendadas pelo ACOG.

As pacientes que receberam cuidados pré-natais adequados foram comparadas com as que receberam cuidados moderados ou inadequados, e a incidência de parto pré-termo, baixo peso à nascença e pequeno para a idade gestacional foi avaliada em cada grupo. Os resultados do estudo mostraram que as mulheres que receberam cuidados inadequados tinham um risco 2,8 vezes maior de parto pré-termo, utilizando o índice de Kessner, e um risco 2,1 vezes maior de nascimento pré-termo.

trabalho de parto utilizando o índice de Kotelchuck. Os cuidados pré-natais tiveram uma influência menor na frequência de bebés pequenos para a idade gestacional. O resultado deste estudo confirma que uma assistência pré-natal inadequada está associada a um risco acrescido de parto prematuro.

Em resumo, não existe uma norma universal que permita comparar a quantidade de cuidados pré-natais. A definição do significado de cuidados pré-natais "adequados" ainda precisa de ser realçada. Há também incoerências nos resultados da investigação sobre o impacto dos cuidados pré-natais nos resultados da gravidez. A maioria dos estudos mostra o efeito positivo dos cuidados pré-natais na redução da incidência de bebés com baixo peso à nascença.

Obstáculos aos cuidados pré-natais

Variáveis sócio-demográficas

Brown (1988) confirmou a relação entre as variáveis sócio-demográficas e a utilização de cuidados pré-natais. A baixa idade materna, a elevada paridade, o baixo estatuto socioeconómico, o baixo nível de escolaridade, o facto de se viver em zonas rurais e as gravidezes indesejadas são factores associados a cuidados tardios ou inexistentes. A falta de seguro é um obstáculo importante nos EUA, onde 15% das mulheres grávidas não têm qualquer seguro de maternidade, e muitas têm um seguro limitado. A maioria dos estudos americanos mostra que os problemas financeiros são o principal obstáculo percepcionado pelas mulheres.

Foram examinadas muitas variáveis demográficas, que sugerem que as mães que receberam cuidados pré-natais inadequados ou não receberam cuidados pré-natais eram adolescentes, com baixa escolaridade, negras, hispânicas, pobres e urbanas (Singh, Forrest, & Torres, 1989; Dawkins, Ervin, Weisefeld, & Yan, 1988; McDermott, Drews, Adams, Berg, Hill, McCarthy, 1996).

Alguns estudos chegam a conclusões diferentes. Um estudo realizado com 766 mulheres negras e 462 mulheres brancas na Califórnia analisou o momento em que os cuidados pré-natais foram iniciados. Neste estudo, 61,9% da população negra e 84,1% da população branca iniciaram os cuidados pré-natais no primeiro trimestre; 2,2% da população negra e 0,5% da população branca não recorreram aos cuidados pré-natais. No entanto, uma percentagem mais elevada de adolescentes negras do que de adolescentes brancas iniciou os cuidados no primeiro trimestre, e uma percentagem mais elevada de mulheres adultas negras solteiras, divorciadas e separadas iniciou os cuidados no primeiro trimestre (Pettit, Coleman, Binsacaaa, & Allen, 1990

Zaid, Fullerton e Moore (1996) investigaram os factores que influenciam o acesso aos cuidados pré-natais entre as mulheres mexicanas residentes nos EUA. O estudo incluiu um total de 118 mulheres. Os resultados do estudo mostraram que uma maior proporção de mulheres que não tinham recebido cuidados pré-natais eram solteiras (44,4%) do que as que tinham recebido (24,4%). Apenas algumas mulheres eram toxicodependentes ou alcoólicas. Todas as participantes, exceto uma, consideram que as mulheres grávidas devem ter cuidados pré-natais regulares. Sessenta e cinco por cento das mulheres que tinham procurado cuidados referiram que tinham visitado um a seis serviços antes de encontrarem um prestador de cuidados pré-natais. Apenas oito das 36 mulheres que não receberam cuidados tinham telefonado para uma a três clínicas para encontrar um prestador de cuidados. As barreiras mais frequentemente citadas foram a falta de apoio financeiro para pagar os cuidados, a falta de transporte para uma clínica longe da sua casa e a dificuldade de comunicação com os prestadores.

Estudos transversais demonstraram que as mulheres grávidas pela segunda vez tendem a recorrer mais cedo aos cuidados pré-natais do que as mulheres que estão à espera do primeiro filho. Estes estudos revelaram igualmente que as mulheres com perdas fetais anteriores, morte infantil, parto prematuro ou bebés com baixo peso à nascença tendem a procurar cuidados pré-natais mais precoces e mais completos nas suas gravidezes subsequentes (Chandra, 1995; Taffel, 1978; Alexander, & Cornely, 1987; Ahmed F, McRae, Ahmed N, 1990; & McDermott, et al. 1996).

Responsabilidade por outras crianças

A prestação de cuidados a outras crianças é outro obstáculo aos cuidados pré-natais. Os estudos que questionam as razões para adiar ou não utilizar os cuidados pré-natais mostram que a responsabilidade pelos filhos é um obstáculo. Os resultados de duas análises multivariadas mostram que as mulheres que não tinham ninguém para cuidar dos seus filhos tinham 1,7 a 2,6 vezes mais probabilidades de receber cuidados pré-natais inadequados do que as outras (Brown, 1988; Reid, 1989). Os factores políticos e sistémicos também podem servir de obstáculos aos cuidados pré-natais. Estes factores incluem longos tempos de espera nas clínicas, serviços não coordenados, localização das clínicas, problemas de transporte e problemas de cuidados infantis. (IOM, 1988; Patterson, Freese, & Goldenberg, 1990). Na maioria destes estudos, estes factores desencorajaram as mulheres de procurar cuidados pré-natais. No entanto, num estudo com 111 pacientes de clínicas, o transporte não foi um obstáculo importante para os cuidados pré-natais (Poland, Ager, & Olsen, 1987

Factores do fornecedor

Os factores relacionados com os prestadores de cuidados de saúde são outra fonte de obstáculos que afectam a procura, a utilização ou a utilização dos cuidados pré-natais pelas mulheres. Alguns estudos sugerem que o problema da utilização dos cuidados pré-natais se deve à falta de prestadores de cuidados de saúde (IOM, 1988; Poland, et al., 1987). A reputação e as capacidades de comunicação dos prestadores de cuidados de saúde foram também citadas como obstáculos aos cuidados pré-natais (Patterson et al., 1990). Lazarus e Phillipeson (1990) acrescentaram que a incapacidade dos prestadores de cuidados de saúde para compreender as preferências culturais de algumas pacientes também pode constituir um forte obstáculo.

Factores do cliente

Dois estudos foram particularmente destacados em relação às variáveis da paciente. Tonmukayakul (1985) inquiriu um grupo de 100 mães pela primeira vez na Tailândia entre as 7 e as 18 semanas de gestação e 78 às 28 semanas. Este estudo centrou-se na adesão das pacientes, ou seja, na medida em que as mulheres seguiam as instruções do médico para os cuidados pré-natais. Não foi encontrada qualquer associação entre os sintomas e os sentimentos negativos relatados pelas mulheres e a sua adesão aos cuidados pré-natais. No entanto, foi encontrada uma correlação positiva entre a opinião das grávidas sobre os benefícios dos cuidados pré-natais. A combinação de sintomas, sentimentos e avaliação dos benefícios foi mais fortemente associada à adesão do que os sintomas ou a perceção dos benefícios isoladamente.

O segundo estudo foi efectuado por Patterson, Freese e Goldenberg (1990) utilizando a teoria fundamentada. Estes investigadores entrevistaram um grupo de 27 mulheres que tinham ou não recorrido a cuidados pré-natais. O objetivo do estudo era obter informações sobre a forma como as mulheres tomaram conhecimento da sua gravidez e como tomaram a decisão de procurar cuidados pré-natais. O estudo descreveu diferentes fases e abordagens dos cuidados pré-natais, distinguindo três fases: "envolver-se", "procurar cuidados pré-natais" e "esperar". A fase de "deixar-se envolver" durou de alguns dias a vários meses, durante os quais as mulheres tomaram decisões sobre a continuação da gravidez. A procura de cuidados pré-natais foi iniciada pela maioria das mulheres em algum momento. Durante a procura, as mulheres citaram considerações financeiras e de seguro, a reputação do estabelecimento ou do prestador, a qualidade dos cuidados e as relações existentes como importantes na escolha dos cuidados pré-natais. A espera foi outra fase que ocorreu antes da procura e entre as procuras. Finalmente, outra decisão que algumas mulheres tomaram foi o planeamento de contingência. Optaram por recorrer aos cuidados apenas durante o trabalho de parto e o parto ou se houvesse um problema com ela ou com o bebé. O autor declarou: "Embora as abordagens das mulheres possam parecer muito diferentes, todas elas se centram no objetivo comum de passar pela gravidez e pelo parto em segurança", p. 30. Os investigadores concluíram afirmando que as mulheres queriam ter escolha, que as finanças eram uma questão importante e que as mulheres assumiam claramente a responsabilidade pelos seus cuidados.

Medo

O medo é um fator que contribui para a decisão de não procurar cuidados pré-natais. Este medo pode estar relacionado com o medo dos prestadores de cuidados de saúde, o medo da gravidez ou o medo do desconhecido. (Associação Americana de Enfermagem, ANA 1988). El Morsy (1996) mencionou que, embora existam instalações médicas modernas, as mulheres das aldeias do Delta do Nilo, no Egito, preferem dar à luz em casa com a ajuda de parteiras tradicionais (Daya). Esta decisão não resulta de atitudes culturais, mas sim de um juízo sobre a inadequação das modernas instalações de saúde para os agricultores e as populações urbanas pobres. Uma das principais razões pelas quais as mulheres têm relutância em ir a uma maternidade ou dar à luz num hospital é o medo de uma cesariana.

Apoio social

Nos anos 80, foram realizados vários estudos que analisaram os factores de apoio e os seus efeitos sobre a utilização dos cuidados pré-natais (Reeb, Graham & Zyansk, 1987; ANA, 1987; Swink, 1985). Os resultados destes estudos indicavam geralmente que níveis mais baixos de apoio social conduziam a uma entrada tardia nos cuidados pré-natais, a cuidados pré-natais inadequados ou à ausência de cuidados pré-natais. Uma conclusão interessante do estudo de Swink (1985) foi que as mulheres com cuidados inadequados tendiam a não ter qualquer pessoa de apoio durante o trabalho de parto e o parto, apesar de terem mais membros da família que as encorajavam a procurar cuidados.

[st]O papel do apoio social na utilização dos cuidados pré-natais foi examinado utilizando mulheres grávidas que procuraram cuidados em hospitais públicos do Alabama e que os utilizaram no primeiro trimestre. Os resultados do estudo indicam que a entrada precoce nos cuidados pré-natais estava associada à auto-referência para os cuidados, a um maior número de defensores pré-natais e a um menor número de filhos (Oths & Winston, 2000).

Pagnini e Reichman (2000) examinaram os factores psicológicos e o momento da prestação de cuidados pré-natais em mulheres que participaram no programa Health Start de Nova Jérsia, que envolveu 90 000 beneficiárias do Medicaid. Os resultados do estudo revelaram que 37% das mulheres iniciaram os cuidados pré-natais no primeiro trimestre. As mulheres que viviam em más condições de habitação, fumavam, bebiam ou consumiam drogas tinham menos probabilidades de procurar cuidados pré-natais precoces (rácio de probabilidades, 0,9). As mulheres que sofriam de depressão clínica ou que sofriam de violência doméstica ou abuso tinham maior probabilidade de procurar cuidados precoces (1,1 a 1,2). O fator de risco com maior impacto no momento da prestação de cuidados pré-natais **foi o momento da gravidez.** É evidente que a etnia e a origem étnica são duas das variáveis mais importantes na maioria dos estudos que analisam o impacto do apoio social na entrada nos cuidados parentais.

Em resumo,

Os estudos indicam que a idade, a etnia e o estatuto económico influenciam a utilização dos cuidados pré-natais pelas mulheres grávidas. O consenso geral é que as mulheres jovens, as mulheres com baixo estatuto socioeconómico e com baixos níveis de educação têm maior probabilidade de utilizar cuidados pré-natais inadequados. Nos estudos sobre cuidados pré-natais, a qualidade dos cuidados pré-natais foi geralmente equiparada ao início precoce dos cuidados e ao aumento do número de consultas, em vez da participação efectiva em intervenções de saúde pré-natal. Não foram encontrados estudos que se centrassem na qualidade dos cuidados ou no número de consultas.

qual é o conteúdo das visitas de qualidade. A tónica tem sido colocada nas questões financeiras, políticas, do sistema e dos prestadores de cuidados de saúde e não nos problemas dos doentes. A maior parte da investigação realizada na década de 1980 e os poucos estudos realizados mais recentemente sugerem que os investigadores devem prestar mais atenção a este aspeto e dar-lhe mais ênfase.

Melhor utilização dos cuidados pré-natais

Eliminar os obstáculos financeiros

A redução das barreiras financeiras aos cuidados, o alargamento da capacidade do sistema, a redução das barreiras devidas à distância e a melhoria das práticas institucionais são quatro intervenções possíveis para melhorar a utilização dos cuidados pré-natais. Muitos estudos (Thomas, Draper & Field, 1982; Humblet, Wallast, Vandenbussch, & Buekens, 1989) sobre a insatisfação das pacientes sugerem que são necessárias melhorias nas práticas institucionais nos países em desenvolvimento. Foram recomendadas tentativas bem sucedidas para aumentar a continuidade dos cuidados. Foi também apontada a necessidade de uma melhor coordenação dos cuidados partilhados. Um olhar sobre a política dos EUA mostra que há muito pouca vontade de mudar as práticas institucionais. Muitos programas nos EUA tentaram reduzir as barreiras financeiras ou melhorar a capacidade dos sistemas. (Brown, 1984).

Fevin, Bradford e Cebula (1984) acrescentaram que, nos países em desenvolvimento, as barreiras financeiras, a capacidade inadequada do sistema e a distância são muitas vezes cruciais, mas que a melhoria das práticas institucionais pode ainda ser importante. Nalgumas comunidades, muitas mulheres não compreendem os dias e horários fixos, pelo que a oferta de horários flexíveis para os cuidados pré-natais poderia aumentar a sua utilização. Fevin et al (1984) relataram um estudo realizado no Quénia que revelou um aumento de 50% na utilização quando os serviços de saúde materno-infantil foram integrados com outros serviços clínicos e oferecidos diariamente.

Evitar a utilização excessiva de cuidados de enfermagem

Alguns opositores dos cuidados pré-natais excessivos recomendam que se evite a utilização excessiva de cuidados pré-natais devido a potenciais problemas. O excesso de cuidados pode causar custos excessivos. Cada teste de rastreio efectuado comporta o risco de um resultado falso positivo. Os resultados falsos positivos podem levar a intervenções desnecessárias, que, por sua vez, acarretam o risco de efeitos secundários. Foi sugerido que os testes de rastreio desnecessários devem ser evitados e que o número de consultas pré-natais não deve ser aumentado sem uma boa razão.

Resumo

Existem muitos obstáculos à prestação de cuidados pré-natais adequados, como as variáveis sociodemográficas, a falta de seguro, as longas distâncias e a falta de transportes, bem como a escassez de prestadores de cuidados de saúde. Várias abordagens podem melhorar a adesão aos cuidados pré-natais, como a redução das barreiras financeiras, a melhoria dos serviços e da acessibilidade às mulheres grávidas e a prevenção da utilização excessiva do teste de rastreio.

Componentes dos cuidados pré-natais

Avaliação do bem-estar das mães

A primeira consulta pré-natal é geralmente uma situação particularmente stressante. Algumas mulheres estão preocupadas porque estão desesperadas para engravidar. Algumas estão preocupadas com o tipo de exames e testes que serão efectuados. Outras podem estar perturbadas porque não tinham planeado ter um filho. Os problemas financeiros da família podem ser outro fator. Problemas de saúde em casa podem ser perturbadores, assim como experiências anteriores infelizes com obstetrícia. Todas estas situações possíveis contribuem para aumentar o conteúdo emocional da consulta (Burroughs, 1992).

Ingalls e Salerno (1991) acrescentam que o clima na primeira consulta, bem como nas consultas subsequentes com o médico, a parteira ou a enfermeira, é fundamental. A enfermeira responsável por receber e cuidar dessas mulheres tem um papel fundamental na criação de um ambiente caloroso e respeitoso, no qual a mulher se sinta pessoalmente importante para a equipe do consultório ou da clínica e para o médico.

A primeira consulta pré-natal é o momento de estabelecer dados de base para planear a informação sobre a promoção da saúde na primeira consulta e em cada uma das seguintes. Os cuidados devem ser abrangentes e individualizados para incentivar visitas regulares. Os enfermeiros podem contribuir grandemente para o sucesso dos cuidados pré-natais, ouvindo, aconselhando e ensinando. Estas áreas de especialização da enfermagem são importantes para o sucesso dos cuidados pré-natais (Villar & Bergsjo, 1997).

A enfermeira é frequentemente responsável pela avaliação pré-natal na primeira consulta. Para facilitar os cuidados durante a gravidez, deve ser estabelecida uma relação baseada na confiança e no respeito. Se o parceiro da mulher ou os membros da família estiverem presentes, o enfermeiro deve estabelecer uma relação terapêutica com eles também (Albrecht, 1989; Oakley, 1990).

As consultas pré-natais consistem numa história clínica pormenorizada, num exame físico e em análises laboratoriais. Os formulários pré-natais resumem os dados e servem de calendário para outras consultas durante a gravidez. As enfermeiras de prática avançada fazem frequentemente a história clínica, efectuam o exame físico e são também responsáveis pela preparação para o parto e pela introdução aos cuidados pré-natais. A história pessoal inclui a história menstrual, a história de gravidezes anteriores e actuais e a atitude em relação à gravidez, seja ela positiva ou negativa. É também

salientou que é importante que o enfermeiro identifique quaisquer crenças culturais sobre a gravidez que possam afetar o nível de atividade da mulher, o seu estado nutricional ou a sua relação com os prestadores de cuidados de saúde durante a gravidez. A informação obtida a partir da história pode fornecer pistas sobre o que esperar durante a gravidez atual. (Andrews et al. 1995).

A primeira consulta pré-natal pode incluir uma série de exames. Em primeiro lugar, um exame físico geral. Durante este exame, o médico ou a parteira examina todos os sistemas do corpo. Isto inclui um exame da cabeça aos pés. Na primeira consulta e nas seguintes, serão medidos o peso e a tensão arterial da paciente e será efectuada uma análise microscópica da urina. A determinação do peso e da tensão arterial basais é muito importante, uma vez que um aumento súbito da tensão arterial ou um aumento súbito e excessivo de peso podem indicar hipertensão induzida pela gravidez, que é considerada uma complicação grave (Burroughs, 1992). É efectuado um exame pélvico para determinar o estado dos órgãos reprodutores e do canal de parto. As medidas pélvicas são efectuadas para determinar se a pélvis permite ou não a passagem do feto no momento do nascimento. Antes do exame pélvico, a enfermeira deve instruir a mulher a esvaziar a bexiga e a respirar profundamente durante o exame para aliviar o seu desconforto

(Reeder, Mastroianni & Martian, 1996).

No âmbito dos cuidados pré-natais, são efectuados numerosos testes laboratoriais, incluindo uma análise de urina para deteção de açúcar e albumina, um teste serológico para deteção da sífilis, uma determinação da hemoglobina e um teste para deteção do fator Rh e do grupo sanguíneo. Se a doente for Rh-negativa, deve ser determinado o estatuto Rh do pai da criança. Pode ser útil determinar o nível de anticorpos no soro. Durante o primeiro exame e os seguintes, a urina é analisada quanto à presença de albumina e açúcar. O doente é instruído para recolher uma parte da primeira urina da manhã antes do pequeno-almoço. A razão para tal é que

A glicose pode passar para a urina de uma mulher grávida normal, uma vez que os rins têm um limiar mais baixo para a glicose. No entanto, é mais provável que passe para a urina após uma refeição. Qualquer reação positiva ao açúcar deve ser comunicada ao médico para que se possa excluir a possibilidade de diabetes ou de um estado pré-diabético. A presença de albumina na urina é outro sintoma de hipertensão induzida pela gravidez (HPI) e deve ser comunicada imediatamente. Além disso, é realizado um esfregaço de Papanicolaou para detetar células cancerosas do colo do útero. [thnd]Algumas autoridades recomendam que todas as mulheres façam o teste da hepatite (HbsAg) na sua primeira consulta pré-natal e novamente entre a 28ª e a 32ª semana de gravidez. Se o teste for positivo, a mãe deve receber uma série de vacinas o mais rapidamente possível após o parto. O rastreio do VIH está limitado às grávidas com determinados factores de risco. (Burroughs, 1992; Ingalls & Salerno, 1991).

Durante as visitas seguintes, o peso e a tensão arterial das mulheres são registados e a sua urina é analisada para deteção de albumina e glucose. Estes três testes são utilizados para a deteção precoce da hipertensão arterial e da diabetes. Além disso, o médico ou a parteira mede o tamanho do útero para determinar se a gravidez está a evoluir como previsto. O abdómen da mulher é palpado com a manobra de Leopold para avaliar a localização e a posição do feto. Após o exame de rotina, o médico ou a enfermeira devem informar a grávida sobre a alimentação e o sono, o exercício físico adequado, o banho, o vestuário, as actividades de lazer e os cuidados dentários. Normalmente, é possível e sempre desejável assegurar à mãe que os resultados do exame são normais e que, desde que não haja complicações, ela pode esperar uma gravidez sem problemas e um parto sem complicações. No entanto, é essencial que a mãe seja plenamente informada de certos sinais de perigo que exigem uma notificação imediata ao médico. Para além destas instruções pormenorizadas, a mãe necessita de uma explicação sobre as alterações que ocorrem no seu corpo. À medida que a mãe se aproxima do final da gravidez, pode ser informada dos sinais e sintomas de um parto iminente (Avenshine& Enriquez, 1990).

Um dos papéis mais importantes da enfermeira pré-natal é construir uma relação com a mãe que transmita respeito por ela como ser humano e permita uma conversa livre e aberta. Este tipo de relação não só permite à enfermeira educar e aconselhar melhor a mãe sobre os vários aspectos da sua gravidez, como também lhe dá a oportunidade de exprimir as preocupações mais ocultas e as nuances da gravidez que a preocupam. A enfermeira está então em melhor posição para lidar ela própria com essas questões ou para as transmitir. A enfermeira deve ser capaz de observar a interação entre ela e a mãe, interpretar o que observa e determinar as intervenções de enfermagem adequadas. A compreensão que a enfermeira tem do comportamento humano orientá-la-á na escolha do momento e das circunstâncias adequadas para ajudar a mãe desta forma (Mastroianni, Martin, Reeder & Fitzpatrick, 1990).

Avaliação do bem-estar fetal

Um teste de diagnóstico do bem-estar fetal pode fornecer aos profissionais de saúde informações muito necessárias sobre o estado da gravidez. Nenhum teste isolado é suficiente para diagnosticar a viabilidade da gravidez ou as hipóteses de um parto e nascimento normais. No entanto, a utilização selectiva de testes pode prever tanto a insuficiência placentária como a capacidade de sobrevivência do feto no ambiente extrauterino (Avenshine& Enrique, 1992).

A avaliação fetal anteparto é utilizada em gravidezes de alto risco, ou seja, gravidezes complicadas por condições maternas ou fetais que colocam o feto em risco de insuficiência utroplacentária, hipóxia e morte. A avaliação anteparto tem por objetivo (a) melhorar os resultados perinatais através do diagnóstico e tratamento atempados dos riscos fetais, (b) confirmar o bem-estar do feto normal e, assim, evitar intervenções desnecessárias. O principal objetivo da avaliação fetal anteparto é reduzir a taxa de morbilidade e mortalidade fetal. Para atingir este objetivo, os médicos e as parteiras devem

saber que fetos estão em risco, que testes estão disponíveis para os avaliar e com que frequência são utilizados (Levitin, Petrikovsky & Schneider, 1997).

As opções de teste actuais incluem o teste de esforço de contração (CST), o teste sem esforço (NST), a contagem de movimentos fetais, a estimulação vibroacústica e o perfil biofísico. Todas estas modalidades têm as suas limitações. Não é possível estabelecer um protocolo rigoroso de monitorização fetal anteparto que seja aplicável a todas as pacientes. No entanto, pode ser seguida uma abordagem de teste baseada em princípios e diretrizes gerais. A principal medida da efetividade dos testes anteparto é a taxa de falso-negativos, geralmente definida como a incidência de morte fetal dentro de uma semana após um resultado normal (Levitin etal, 1997; Miller, Rabello & Paul, 1996).

Ultrassonografia

A ecografia em tempo real consiste em ondas sonoras de alta frequência que proporcionam uma visualização bidimensional das caraterísticas estruturais e funcionais do feto e da posição e morfologia da placenta. A ecografia é o exame recomendado para determinar a idade gestacional em mulheres com data menstrual incerta, uma vez que a medição do diâmetro biparietal, quando realizada no início do segundo trimestre, demonstrou ser exacta na determinação da idade gestacional. Noventa por cento das pacientes dão à luz dentro de 2 semanas da data prevista quando a idade gestacional é determinada por ultrassom no início do segundo trimestre. (Warsof, Pearce & Campbell, 1983; Persson & Kullander, 1983; Campbell, Warsof & Little, 1985)

Os efeitos biológicos do ultrassom no tecido humano são uma preocupação constante em obstetrícia. Após uma análise cuidadosa de todas as provas documentadas disponíveis, a Conferência de Desenvolvimento de Consenso sobre Ultra-sons Obstétricos do Instituto Nacional de Saúde (1984) concluiu que não havia provas de que os ultra-sons

Danos em tecidos humanos e nenhuma evidência de danos genéticos.

A ecografia pode detetar gravidezes múltiplas, que não são detectadas no exame clínico em quase um terço dos casos. Farooqu, Grossman & Shanan, 1982) realizaram um estudo de revisão para examinar as gravidezes gemelares e a mortalidade perinatal. Verificaram que 98% de todas as gravidezes gemelares foram detectadas no período pré-natal durante exames de ultrassom de rotina. A idade gestacional média na deteção caiu de 20 para 27 semanas.

Ensaios controlados e aleatorizados de exames ultra-sonográficos de rotina antes das 20 semanas de gestação encontraram taxas mais elevadas de deteção precoce de gravidezes múltiplas com rastreio (83 a 100%) em comparação com controlos não rastreados (60-76%); no entanto, também ocorreram 15 a 19 diagnósticos ultra-sonográficos falsos positivos, especialmente no primeiro trimestre. No entanto, mais de 20% dos fetos múltiplos detectados no primeiro trimestre são artefactos ou morrem no início da gravidez (Landy, Weiner, & Carson, 1986).

Num estudo de mulheres grávidas de baixo risco, a taxa de deteção de malformações major no rastreio antes das 20 semanas em dois hospitais foi de 36% e 77%. Dez dos trinta casos com suspeita de malformações major revelaram-se normais em exames ultra-sonográficos posteriores, entre as 20 e as 36 semanas, e em onze casos apenas foi detectada uma pequena anomalia no parto; 2,7 em cada 1000 mulheres grávidas foram erradamente diagnosticadas com anomalias fetais major (Saari, Karjalnnen & Ylostalo, 1990)

Para que o rastreio ultrassonográfico de rotina seja benéfico, deve ser demonstrado que a intervenção melhora os resultados clínicos em resposta aos resultados do rastreio. Doze ensaios clínicos aleatórios controlados investigaram a eficácia do rastreio ecográfico de rotina na melhoria dos resultados maternos ou neonatais. Quatro dos

Nestes, foi analisada uma única ecografia antes da 20ª semana (Bennet, Little& Dewhrst, 1982;

Ewigman, Lefevre & Hesser, 1990; Kemppainen, Karjalainen & Ylostalo, 1990)

Três desses estudos examinaram exames ultra-sonográficos em série entre 18 e 20 semanas e entre 31 e 35 semanas (Ewigman, Grane & Frigolet, 1993; Bakketeig, Ekines & Jacobsen, 1984; Ekines, Okland & Aure, 1984). Três estudos examinaram um ou dois exames de ultrassom entre 32 e 37 semanas, com todos os indivíduos recebendo um exame de ultrassom antes de 24 semanas, e dois estudos examinaram exames múltiplos a cada 3 a 4 semanas, começando com 24 a 28 semanas.

Dois estudos não mostraram uma redução significativa da mortalidade, enquanto os restantes quatro estudos não mostraram qualquer benefício na mortalidade. Os efeitos de um único exame no segundo trimestre sobre a morbidade neonatal e materna foram investigados. A maioria dos estudos e meta-análises não mostrou nenhum benefício estatisticamente significativo da ultrassonografia pré-natal sobre a morbidade neonatal (incluindo baixo peso ao nascer, admissão em uma unidade de cuidados especiais, convulsões neonatais e escores de Apgar) ou sobre os resultados maternos, tais como hospitalização pré-natal (Ewigman etal, 1990; Bucher & Schmidt, 1993).

Num ensaio aleatório controlado de uma ecografia no início do segundo trimestre, 16 bebés nascidos de mulheres com rastreio tinham um peso à nascença significativamente mais elevado (3,521 g versus 3,479 g) do que os bebés nascidos de mulheres do grupo de controlo (Lefevre, Bain & Ewigman, 1993).

Uma meta-análise da base de dados Cochran concluiu que o rastreio ultrassonográfico precoce de rotina resultava num número significativamente menor de partos únicos com baixo peso à nascença e num menor risco de internamento num hospital especializado, mas não tinha qualquer efeito na classificação de Apgar. (Neilson, 1993).

O benefício potencial mais importante do rastreamento por ultrassom é a redução da mortalidade perinatal. Dos sete estudos que investigaram o ultrassom antes da 20ª semana (com ou sem ultrassom adicional tardio), apenas dois estudos foram capazes de demonstrar um benefício estatisticamente significativo na redução da mortalidade perinatal.

Apenas um estudo investigou a opinião das mães sobre a ecografia pré-natal. Foi realizado um estudo com 150 mulheres no período pré-natal num grande hospital militar. Os principais resultados foram o desejo das pacientes pela ecografia, os motivos de espera pela ecografia e o número de exames solicitados. Os resultados mostraram que 137 mulheres participaram no estudo e 135 desejavam uma ecografia, 51 das quais estavam dispostas a pagar por ela se não fosse pedida pelos médicos. As razões para a realização de uma ecografia foram a determinação do sexo do feto, a garantia de que o feto era saudável e o crescimento fetal adequado.

Não foi demonstrado que a realização de ecografias precoces, tardias ou em série numa gravidez normal melhore a morbilidade ou a mortalidade perinatal. Estudos clínicos demonstram que um único exame a meio do trimestre detecta gravidez múltipla e malformações congénitas numa fase mais precoce da gravidez, mas não existem atualmente provas suficientes de que a deteção precoce conduza a melhores resultados. Apesar de vários ensaios aleatórios controlados, não foi demonstrado qualquer benefício do exame ultrassonográfico de rotina do feto no terceiro trimestre. É também necessária mais investigação para avaliar os potenciais efeitos adversos da ecografia e a relação custo-eficácia do rastreio de rotina.

Monitorização eletrónica do feto.

A monitorização fetal eletrónica tornou-se um lugar-comum na obstetrícia moderna para avaliar o bem-estar fetal anteparto e intraparto. A frequência cardíaca fetal (FCF) e a monitorização da atividade uterina são utilizadas para avaliar a resposta da FCF ao trabalho de parto ou ao parto.

outros eventos, como movimentos fetais ou estímulos eternos (Gegor et al., 1991). A razão original para a introdução do monitoramento do FCF era que ele poderia servir como um teste de triagem para asfixia suficientemente grave para causar dano neurológico ou morte fetal. Isto permitiria detetar a asfixia numa fase suficientemente precoce para que uma intervenção obstétrica atempada pudesse evitar a asfixia, os danos cerebrais induzidos ou a morte do bebé (NIH, 1997).

Ensaio sem tensão.

A prova de não stress (TNS) é uma medida indireta da função utroplacentária em que a frequência cardíaca fetal é monitorizada em resposta aos movimentos fetais para avaliar o bem-estar fetal. Tem a vantagem de não ser necessária qualquer estimulação externa, como uma infusão de oxitocina, para efetuar o teste. Por esta razão, também pode ser realizado em mulheres para as quais a prova de esforço de contração (CST) está contra-indicada. A frequência cardíaca do feto é cuidadosamente monitorizada durante cerca de 20 a 30 minutos e os movimentos fetais são registados.

A TN é um método de monitorização fetal. Tem provado ser um meio fiável de avaliar o bem-estar fetal e é utilizado em muitos contextos obstétricos e obstétricos. Por ser não-invasiva, fácil de executar e relativamente barata, tornou-se o método mais comum de rastreio do bem-estar fetal antes do parto (Daniels & Boehm, 1991).

Uma TN reactiva mostra pelo menos duas acelerações da frequência cardíaca fetal (FCF) em resposta a movimentos fetais durante um período de 20 minutos. A aceleração deve ser de pelo menos 15 batimentos por minuto acima da linha de base e durar alguns segundos. Um teste não reativo não preenche estes critérios (Schirfin, Gunters, Gergely, Eden, Rool & Jacobs, 1981).

A reatividade da frequência cardíaca fetal reflecte o equilíbrio entre o tónus simpático e parassimpático do feto. Trata-se de um reflexo adquirido e, portanto, dependente da idade gestacional. Aproximadamente 65% dos fetos saudáveis apresentam NST reativo às 28 semanas de gestação, 85% às 32 semanas de gestação e 95% às 34 semanas de gestação. A aceleração fetal está ligada ao movimento fetal à medida que o feto amadurece; consequentemente, são mais frequentemente observados quando o feto está acordado ou num estado de sono ativo. Como os fetos podem ter ciclos normais de sono que duram até 40 minutos, uma TN pode durar mais de uma hora se não for inicialmente reativa (Petrikovsky, Ventizeols & Lerer, 1990).

Os testes não reactivos podem demorar mais de uma hora a serem concluídos se forem inicialmente não reactivos. É importante distinguir se um traçado não reativo representa verdadeiramente um feto em risco ou se reflecte apenas um estado comportamental transitório. Isto pode muitas vezes ser conseguido prolongando o teste ou utilizando modalidades de teste (Sciscion & Johnson, 1994).

Outros factores que podem ser responsáveis por um teste não reativo são a utilização de sedativos ou narcóticos pela mãe e anomalias fetais graves do sistema cardiovascular ou do sistema nervoso central.

Muitos estudos sugerem que as acelerações da FCF são preditoras do bem-estar fetal, independentemente da presença de movimentos fetais percebidos pela mãe (Devoel, Boehm, Paul, Frigoletto, Penso & Goldenberg, 1994). Uma NST não reactiva sugere que o feto pode estar em risco e que são necessários mais estudos para avaliar o bem-estar fetal. A utilização de movimentos fetais detectados pelo Doppler durante a TN pode permitir ao médico evitar um diagnóstico incorreto de comprometimento fetal se o teste não for reativo (Devoel et al, 1994).

A TN é considerada o melhor preditor do bem-estar fetal, mas é menos exacta na previsão de um mau resultado. Um resultado falso negativo (TN reactiva) seguido de morte fetal inesperada no prazo de uma semana ocorre em cerca de 5 a 10% dos casos. A maioria das mortes associadas a uma TN reactiva enquadra-se nas categorias inevitáveis de malformações congénitas, acidentes com o cordão umbilical, abruptio placenta, septicemia ou complicações da prematuridade (Devoe 1990). Após a correção destas mortes inevitáveis, a taxa de mortalidade perinatal desce para 2,5/1.000 no prazo de uma semana após uma TN tranquilizadora.

A NST tem uma sensibilidade baixa e um valor preditivo positivo baixo (inferior a 50 %). Foram efectuados quatro estudos para determinar a eficácia da NST na prevenção de um desfecho desfavorável da gravidez. Cada um dos estudos envolveu 300 a 530 mulheres com uma vasta gama de idades gestacionais. As mulheres que participaram dos estudos eram predominantemente pacientes de alto risco com condições como hipertensão, diabetes, suspeita de retardo do crescimento fetal e hemorragia anteparto. Mohide & Keirse (1989) relataram que a disponibilidade dos resultados da NST para os médicos não teve efeito sobre as taxas de baixos índices de Apgar, admissão neonatal em uma unidade de cuidados especializados e presença de sinais neurológicos.

Teste de esforço de contração (CST)

A CST refere-se à avaliação da FCF em resposta a contracções espontâneas ou induzidas por oxitocina. Requer a administração de oxitocina por infusão intravenosa. O feto é continuamente monitorizado externamente e a ocitocina é administrada em doses crescentes até que ocorram contracções uterinas (Reeder, Martin & Koniak, 1992). O teste é considerado interpretável se ocorrerem três contracções uterinas com uma duração mínima de 40 segundos num período de 10 minutos. O teste é considerado negativo (tranquilizador) se não houver desaceleração sustentada da FCF após as contracções. O teste é interpretado como positivo (não tranquilizador) se houver uma desaceleração tardia persistente. Os achados equívocos são definidos como a presença de sinais não

Desacelerações tardias repetidas ou hiperestimulação Desaceleração da FCF associada a contracções uterinas excessivas, definidas como uma frequência superior a cinco por minuto ou uma duração de contração superior a 90 segundos (Schirfin & Clement, 1990).

Freeman (1990) sugere que se preste atenção à presença ou ausência de reatividade do FCF durante a ECS. Se estiver presente uma NST não reactiva e a ECS for positiva, a probabilidade de uma verdadeira insuficiência utroplacentária é maior. No caso de um padrão de frequência cardíaca reativo e de uma ECS positiva, é mais provável que o feto sobreviva bem ao parto.

Schirfin e Clement (1990) salientaram que um padrão reativo anula essencialmente os resultados de uma TSC positiva. Se os resultados de uma TSC positiva forem questionados, o feto deve ser continuamente monitorizado e o teste deve ser repetido após uma alteração da condição materna, por exemplo, fluidos intravenosos, mudanças de posição, repouso na cama ou redução da hipertensão com medicação. A TSC está absolutamente contra-indicada em mulheres nas quais o parto deve ser evitado, por exemplo, em caso de parto prematuro, placenta prévia, gravidez múltipla ou cesariana clássica anterior.

Movimento do feto

Os movimentos fetais normais foram considerados, durante muito tempo, um indicador de bem-estar fetal, enquanto a diminuição da atividade fetal pode preceder a morte fetal. Bernstive (1960) observou que a redução da atividade fetal pode refletir uma função placentária deficiente e indicar uma morte fetal iminente. Mathews (1972) encontrou casos em que a morte fetal foi precedida por um período de atividade fetal significativamente reduzida. Sadovsky e Yaffe (1973) observaram que, em doenças crónicas como a toxemia, ocorre uma diminuição acentuada da atividade fetal antes da morte fetal. Eles consideraram a diminuição do movimento fetal como um "sinal de alarme" para a morte fetal iminente.

A atividade fetal normal está associada a um bom resultado e dá a garantia de que o parto pode ser adiado para permitir uma maior maturação fetal (Pearson & Weaver, 1976). Os primeiros movimentos fetais são observados pelas mulheres por volta das 18 semanas de gestação, aumentando entre as 29 e as 39 semanas e diminuindo ligeiramente pouco antes do parto (Sadovsky & Yaffe, 1973). Ehrstram (1979) relatou uma média de 86 movimentos fetais em 12 horas na 24ª semana, 132 na 32ª semana e 107 na 40ª semana. Existe um ritmo diário com atividade máxima ao fim da tarde. Durante a manhã e a tarde, a atividade é relativamente regular, com cerca de sete movimentos fetais por hora.

Foram feitos muitos esforços para quantificar o número mínimo de movimentos necessários num determinado período de tempo para garantir o bem-estar do feto. No entanto, devido às enormes variações normais do movimento fetal, estes esforços têm sido essencialmente em vão. A informação disponível até à data mostra que a cessação dos movimentos está altamente correlacionada com a morte iminente do feto.

Vários protocolos foram desenvolvidos e utilizados para a contagem dos movimentos fetais maternos. O sistema de contagem de Cardiff, em que o tempo máximo para registar 10 movimentos fetais é fixado em 12 horas. A mãe é instruída a contactar o prestador de cuidados de saúde se forem registados menos de 10 movimentos fetais no espaço de 12 horas ou se não se registar qualquer movimento no espaço de 12 horas. Este método pode ser facilmente ensinado a um grande grupo de mães e é geralmente bem compreendido pela equipa (Moore & Piacquadio, 1989).

Outra abordagem para a contagem dos movimentos fetais, aprovada por Nedam (1980), é o método do tempo fixo; neste caso, a mulher conta durante uma hora e continua a contagem durante uma segunda hora. Se a contagem for baixa, o valor normal é de pelo menos quatro movimentos por hora. No entanto, Thompson & Wheeler (1985) observam que um alarme falso-positivo elevado permanece

o principal inconveniente potencial de períodos fixos suficientemente curtos para serem práticos na prática. Uma outra crítica a ambas as abordagens é que nenhuma delas tem em conta as diferenças normais de atividade entre os diferentes fetos; alguns são consistentemente enérgicos enquanto outros são consistentemente lentos (Sadovsky & Yaffe, 1973).

O sistema individualizado proposto por Grant & Hempburn (1984) consistia em pedir às mulheres, no final do segundo trimestre da gravidez, que contassem os movimentos fetais durante duas horas por dia, durante cinco dias consecutivos. A partir daí, foi calculado para cada mulher um número médio de movimentos fetais percepcionados por hora. O tempo que as mulheres demoravam a sentir este número de movimentos era então registado todos os dias.

Os resultados promissores deste estudo sugerem que uma abordagem individualizada da contagem dos movimentos fetais está associada a uma taxa de falsos alarmes muito mais baixa do que um sistema de contagem durante uma hora e de contagem durante uma segunda hora se a contagem for baixa. Em comparação com o método de Cardiff, que consiste em contar até dez, o tempo gasto na contagem por dia foi mais consistente e foi reduzido para metade (Marinoch, 1992).

Num estudo sobre os movimentos fetais, Sadovsky, Lauper & Allen (1979) classificaram os movimentos fetais em três categorias: fracos, fortes e rolantes. [1]Verificaram que a taxa de movimentos fracos diminuiu gradualmente até às 36 e 37 semanas. Os movimentos fortes e de rolamento aumentaram entre as 36 e as 37 semanas até ao final da gravidez, altura em que os movimentos fracos voltaram a aumentar e os movimentos fortes e de rolamento diminuíram. Clinicamente significativa é a afirmação de que a taxa relativa de movimentos fracos aumentou significativamente aquando da morte fetal. Este estudo sublinha a importância de perguntar sobre o tipo de movimentos fetais percepcionados pela mulher durante os cuidados pré-natais habituais.

Os parâmetros que podem influenciar os movimentos fetais incluem a hora do dia, a idade gestacional, a carga de glicose, o tabagismo materno e o facto de a mãe estar a tomar determinados medicamentos. A maioria dos estudos mostra flutuações, sendo os movimentos mais frequentes nas horas finais da noite. Este facto é útil para sugerir às mães que a contagem dos movimentos pode ser mais fértil à noite, altura em que a mulher está menos envolvida nas suas actividades diárias (Davis, 1987).

Muitos estudos mostraram uma associação entre movimentos fetais restritos e morte e mortalidade perinatal, e seus achados apóiam o uso da contagem de movimentos fetais como um teste confiável de bem-estar fetal (Neldan, 1980; Fischer, 1981).

Dois estudos não encontraram nenhum efeito positivo da contagem dos movimentos fetais sobre a morte fetal anteparto. O trabalho de Labb, Beasley & Haddad, 1985; Grant, Elbourne, & Valentin, 1989) relatou que nem todos os óbitos fetais tardios anteparto são potencialmente evitáveis pela monitorização dos movimentos fetais. Alguns não são precedidos por uma redução dos movimentos fetais. Parece que a importância da contagem dos movimentos fetais para a avaliação do bem-estar fetal é controversa. Estudos têm demonstrado o valor do mapa de movimentos fetais na predição do sofrimento fetal e na prevenção da morte fetal. No entanto, o facto é que os nados-mortos e outros problemas ocorrem porque muitas mulheres não recebem informação adequada e precisa sobre como contar e registar os movimentos fetais.

Perfil biofísico do feto

O FBP é um método de monitorização fetal baseado numa avaliação composta de múltiplos marcadores de doença fetal. É um método em que duas medições ecográficas do bem-estar fetal são combinadas para recolher dados sobre vários parâmetros biofísicos do feto. Em

utilizar o conhecimento dos padrões de atividade fetal, o seu aparecimento progressivo durante a gravidez e o seu declínio subsequente com o aumento da anóxia. Foram identificados cinco parâmetros que reflectem alterações agudas e crónicas no ambiente intrauterino. Estes incluem o tónus muscular fetal, o movimento fetal, os movimentos respiratórios fetais, o volume do líquido amniótico (VLA) e a reatividade da FCF detectada pelo NST (Gegor et al., 1991).

O PPB foi introduzido pela primeira vez no final da década de 1970. Por envolver a avaliação ultra-sonográfica do comportamento fetal, requer equipamentos mais caros e pessoal mais treinado do que os outros testes. O estudo baseia-se no conceito de que os fetos hipóxicos perdem certos parâmetros comportamentais na ordem inversa em que foram adquiridos durante o desenvolvimento fetal. O PPB avalia indicadores de hipóxia fetal crónica e a função placentária (Manning, Platt & Sipos, 1980).

O BPP é um teste com cinco componentes, cada um dos quais recebe 2 pontos se estiver presente e 0 pontos se estiver ausente. Uma pontuação de 8 a 10 pontos é considerada tranquilizadora. Uma pontuação de 6 pontos é suspeita e indica a necessidade de investigação adicional. Uma pontuação de 4 pontos ou menos é preocupante e indica a necessidade de intervenção imediata (Ventizeols, Campbell, & Nochimson, 1987). Em primeiro lugar, o tônus fetal é avaliado observando-se pelo menos um episódio de flexão e extensão dos membros com retorno à flexão pelo ultrassom; nesse caso, o escore é 2, e se as extremidades permanecerem na posição de extensão completa sem retorno à flexão, o escore é 0. Em segundo lugar, o movimento respiratório fetal é avaliado observando-se pelo menos um episódio de respiração fetal com duração mínima de 30 segundos num período de observação de 30 minutos. A pontuação é 0 se não houver respiração fetal ou se houver menos de 30 segundos de respiração num período de observação de 30 minutos. Em terceiro lugar, o movimento corporal fetal é avaliado através da observação de pelo menos 3 episódios discretos de movimento fetal num período de observação de 30 minutos. Um episódio com movimento ativo

O movimento fetal é contado como um único movimento. Dois ou menos movimentos fetais discretos num período de 30 minutos são pontuados como 0 pontos. Em quarto lugar, o volume de líquido amniótico é pontuado como 2 pontos se houver uma bolsa de > 5 cm. É atribuído 0 ponto se o índice de líquido amniótico for <_ 5 cm. Finalmente, a NST é considerada reactiva se, num período de teste de 30 minutos, ocorrerem 2 ou mais acelerações da frequência cardíaca fetal de pelo menos 15 batimentos/minuto com uma duração de pelo menos 15 segundos num período de 10 minutos. A NST é considerada não reactiva se, num período de teste de 30 minutos, ocorrer uma ou menos acelerações do ritmo cardíaco de pelo menos 15 batimentos/minuto e 15 segundos de duração num período de 10 minutos.

O tratamento do doente deve ser determinado não só com base na pontuação biofísica, mas também com base na situação clínica. O tratamento baseado apenas no escore numérico leva a intervenções desnecessárias ou a resultados negativos evitáveis. Uma pontuação de 10/10 indica a presença de critérios biofísicos fetais normais e indica que o sistema nervoso central do feto está totalmente funcional e não é hipoxémico. (Ventizeols et al, 1987).

Uma caraterística única do exame PPB é a elevada proporção de resultados normais, que foi registada como 97,5% em 30.411 exames. Num estudo com 19.221 mulheres grávidas de alto risco, com pelo menos 26 semanas de gravidez, foi realizado um PPB uma vez por semana. Foi registado um total de 44.828 PPB, dos quais 43.887 eram normais (97,9%). O último resultado normal do teste foi normal em todos os fetos examinados. Nesta amostra, catorze mortes fetais foram causadas por outros factores que não anomalias. A probabilidade de um óbito fetal falso-negativo ocorrer dentro de uma semana após um último PPB normal é, portanto, de 0,727/1000 nascidos vivos (Manning, Morrison, Harman, Lange & Menticoglou, 1990).

Dois estudos foram conduzidos para investigar o perfil biofísico fetal anormal e sua precisão preditiva (Ventizeols, Campbell, Ingradia, & Nochimson, 1985; Manning et al., 1989). Os resultados mostraram uma correlação altamente significativa entre o escore final do PPB e o desfecho mórbido, uma relação altamente significativa entre o escore final do PPB e morte neonatal detectada. Não existe uma correlação significativa entre o último resultado do teste e a ocorrência de mecónio.

Foi realizado um estudo prospetivo para investigar o papel da PPB na monitorização fetal pré-natal de gestações gemelares. Foram incluídas no estudo 58 doentes com uma gravidez gemelar. O exame fetal foi iniciado com um teste de não stress (NST) e ultrassom Doppler para monitorar os outros parâmetros da PPB. Os resultados do estudo demonstram a precisão da PPB na identificação de um feto saudável em risco em gestações gemelares. A alta sensibilidade e especificidade, ou seja, a avaliação precisa do bem-estar fetal, é atribuída à combinação da TN com outros parâmetros da PPB (Loderio, Ventizeols, Feinsten, Campbell & Nochimson, 1986).

Momtaz e Galal (1993) efectuaram um estudo para investigar a relação entre a PPB e os seus efeitos na mortalidade perinatal e no modo de parto. Foram formados dois grupos. No grupo 1, a ecografia foi realizada com base na necessidade clínica; no grupo 2, a ecografia foi realizada por rotina ou a PPB foi realizada no terceiro trimestre de gravidez. Verificou-se que a mortalidade perinatal foi significativamente reduzida no grupo 2 em comparação com o grupo 1, o que pode ser explicado pela maior taxa de deteção de RCIU e insuficiência placentária. A escolha do modo de parto com base na PPB também contribuiu para esta diminuição da mortalidade perinatal. Entretanto, isto levou a um aumento da taxa de cesarianas e a uma diminuição da indução do parto.

Recentemente, apenas um estudo foi realizado para avaliar o papel do PPB modificado na avaliação dos resultados perinatais. [thnd]Este estudo incluiu 87 mulheres grávidas entre 28 e 42 semanas de gestação com retardo de crescimento clinicamente verificado por ultrassom. As mulheres foram examinadas em 15 minutos em vez de 30 minutos como no PPB tradicional. Os resultados mostraram que as variáveis mais sensíveis do exame biofísico na predição de resultados perinatais

O resultado foi líquido amniótico, seguido de movimento respiratório fetal. Neste estudo, o tónus fetal obteve o valor preditivo mais baixo. (Begum, Buckshee & Pende, 2001).

Em resumo, existem muitos procedimentos diagnósticos que podem ser utilizados para avaliar o bem-estar fetal. No que diz respeito à ultrassonografia, nem a ultrassonografia precoce ou tardia, nem os exames ultra-sonográficos seriados provaram melhorar a morbidade ou a mortalidade perinatal. A importância da contagem dos movimentos fetais também continua a ser controversa. Em geral, os estudos não demonstraram que a monitorização por meio da TN leva a melhores resultados no nascimento, e as evidências existentes sobre a eficácia da TN isoladamente na melhoria dos resultados do nascimento e na prevenção da morte fetal são fracas. O perfil biofísico tem uma elevada especificidade e sensibilidade e um elevado valor preditivo para os resultados perinatais.

Educação pré-natal

Muitos estudos demonstram a importância da educação pré-natal para melhorar os resultados. A educação pré-natal é definida como a aprendizagem cognitiva e efectiva de que a futura mãe e a família necessitam para assegurar uma gravidez, um parto e um pós-parto saudáveis e satisfatórios (Public Health Service Panel, 1989).

A educação é uma parte importante dos cuidados pré-natais e, para ser mais eficaz, o conteúdo específico deve centrar-se nas necessidades identificadas pelo educador e expressas pela futura mãe. Em geral, os cuidados pré-natais devem centrar-se mais nos aspectos naturais da gravidez, do parto e do nascimento do que na técnica. Para além de fornecer informações básicas sobre as mudanças fisiológicas, a educação perinatal deve também reforçar as estratégias de enfrentamento, promover sistemas de apoio e incentivar a tomada de decisões informadas (Leventhal, Shacham & Leventhal, 1989).

O principal objetivo da educação pré-natal é promover os resultados desejados em matéria de saúde (Chacheks & Christ, 1996), aumentando o controlo, diminuindo a impotência e reforçando a capacidade de tomar decisões relacionadas com a saúde (Rankin, 1996).

Perspetiva histórica da educação pré-natal

A educação pré-natal começou a um nível informal, quando as mulheres começaram a partilhar informações sobre o parto com as suas amigas e filhas. [th]No início do século XX, quando o parto passou de casa para o hospital, os médicos começaram a partilhar esta informação, assumindo o papel de fornecedores de informação sobre o parto (Ernst, 1994; Evans, 1995). Na mesma altura, devido aos fracos resultados maternos e infantis, a Cruz Vermelha Americana e a Associação de Centros de Maternidade desenvolveram programas de educação sobre o parto para informar as mulheres sobre a gravidez, a nutrição e os cuidados de saúde durante a gravidez. (Ernst, 1994; Lothian, 1993; Mitford, 1992).

Zwelling (1996) descreve a evolução para aulas pré-natais formais, entre os anos 30 e 60, como resultado de livros como Childbirth without Fear, de Grantly Dick-Read, publicado em 1944. Nos anos 50, cada vez mais mulheres começaram a exigir informações sobre o processo de trabalho de parto e parto e a ter mais voz ativa nas decisões relacionadas com o parto. As mulheres queriam alternativas às doses elevadas de medicamentos que eram habitualmente utilizadas no parto. Este movimento atingiu o seu auge na década de 1960 com o Método Lamaze de preparação para o parto, tornado famoso pelo livro Thank You, Dr Lamaze (Kramer, 1965). Nos anos 60, com a popularização do movimento do parto natural, a American Society for Psycho prophylaxis in Obstetrics e a International Childbirth Education Association foram fundadas para desenvolver e estabelecer padrões para a preparação para o parto.

Nos anos 50, a educação pré-natal era dirigida à futura mãe; os maridos não eram incluídos nos cursos para evitar embaraços (VanAuken & Tomlinson, 1953). Nos anos 60 e 70, em parte devido ao consumismo e ao movimento das mulheres, o futuro pai foi incluído no programa de educação, uma vez que o seu papel de apoio ou de acompanhante do parto foi legitimado. Desde então, o foco da educação perinatal expandiu-se para incluir a unidade familiar, uma vez que a gravidez foi reinterpretada como um acontecimento natural e uma transição familiar. Os cursos para irmãos e avós são atualmente bem recebidos (Zwelling, 1996). Nos anos 70, foram efectuados muitos estudos sobre educação pré-natal, e menos nos anos 80 e 90, que investigaram os benefícios dessa educação pré-natal. Vários estudos encontraram uma forte associação entre a frequência de aulas pré-natais e as variáveis demográficas. Zax (1975) referiu que as mulheres particularmente jovens (menos de 20 anos) e as mulheres mais velhas (mais de 35 anos) tinham menos probabilidades de frequentar as aulas pré-natais do que os outros grupos etários. Em termos de caraterísticas dos participantes, os dados da investigação sugerem que os cursos são frequentados principalmente por mulheres na sua primeira gravidez e por mulheres que já tiveram uma gravidez mal sucedida (O' Brien & Smith, 1981; Reid & Mcllwaine, 1980; Perkins, 1980). As mulheres que não frequentam os cursos são mais jovens, mais pobres e mais susceptíveis de terem abandonado a escola antes de completarem o ensino secundário (Lumley & Brown; Redman, Oak, Booth, Jensen & Saxton, 1991).

Clay (1995) argumenta que uma mulher faz mais check-ups durante a gravidez do que em qualquer outra altura da sua vida e que esta é a altura ideal para começar a construir a base de conhecimentos para uma boa parentalidade. J. Goodson, Buller e W. Goodson (1985) descobriram que os pais a quem foi ensinada a importância das cadeiras auto numa aula pré-natal especializada tinham mais probabilidades de as utilizar depois do nascimento da criança.

Os resultados de uma educação para o parto eficaz incluem uma maior sensação de controlo durante o trabalho de parto, redução da ansiedade, redução da perceção da dor e maior confiança na gestão do trabalho de parto (Avery & Olson, 1987). Em contrapartida, Fridh e Johansson (1990) descobriram no seu estudo que 38 mulheres primíparas e multíparas sentiram mais dor e desconforto durante o trabalho de parto e o parto do que esperavam. Os autores sublinham a importância de desenvolver programas educativos que se centrem em conhecimentos mais realistas, uma vez que se demonstrou que o desfasamento entre as expectativas e as experiências afecta negativamente a experiência do parto.

Bennett, Hewson, Booker e Holliday (1985) investigaram a relação entre a preparação para o parto, a perceção das mulheres sobre o apoio ao parto e o resultado do parto. Bennett e os seus colegas descobriram que as mulheres que passavam mais horas em aulas tinham menos probabilidades de tomar medicamentos para aliviar a dor durante o parto. Bennett dividiu as 398 participantes em quatro grupos, de acordo com o número de horas que tinham frequentado as aulas pré-natais de preparação para o parto e o nascimento. Dezanove por cento das participantes não tinham frequentado quaisquer aulas, vinte e três por cento tinham frequentado 1-12 horas de aulas, vinte e oito por cento tinham frequentado 13-19 horas de aulas e trinta por cento tinham frequentado mais de 20 horas de aulas pré-natais. Bennett encontrou uma correlação inversa entre o número de horas de aulas e a quantidade de analgesia e anestesia utilizada.

O treino pré-natal também tem sido creditado por outros benefícios obstétricos; as mulheres treinadas diferiram dos controlos na medida em que foi cientificamente demonstrado que tinham menos cesarianas, infecções pós-parto, partos prematuros, intoxicação na gravidez, hemorragia pós-parto e rupturas perinatais (Enkin, Smith, Dermer, 1972; Hughey, McElin, & Young, 1978), enquanto os seus bebés tinham pontuações de Apgar mais elevadas ao 1 e 5 minutos (Hughey et al, 1978).

Um estudo efectuado por Hetherington (1990) concluiu que as mulheres grávidas que frequentavam aulas pré-natais tinham menos probabilidades de ter um parto operatório do que as que não frequentavam. Em contrapartida, Sturrock & Johnson (1990) verificaram que o número de complicações obstétricas, como a utilização de fórceps ou extracções a vácuo, era mais elevado nos grupos preparados. Outros investigadores não registaram diferenças significativas nas complicações obstétricas entre as mulheres que tinham frequentado aulas pré-natais e as que não tinham (Hodnett & Osborn, 1989; Os resultados de estudos que investigaram os efeitos das aulas pré-natais nas atitudes das mães em relação a si próprias, ao pai, ao bebé, à gravidez, ao parto e ao nascimento indicam que as participantes tinham atitudes mais positivas em relação à gravidez, ao parto e ao nascimento, a si próprias, aos seus parceiros e aos seus filhos (Klusman, 1975; Tanzer & Block, 1976; Zax, 1975). Um estudo aleatório realizado por Martineze (1992), conduzido para avaliar as diferenças nos dados físicos e fisiológicos de mães de primeira viagem durante o trabalho de parto, constatou que as mães de primeira viagem que receberam preparação para o trabalho de parto intraparto precoce tiveram uma redução significativa na duração da primeira fase do trabalho de parto. Moore (1982) relatou que, num grupo de Lamaze, a segunda fase do trabalho de parto durou ligeiramente mais tempo nas mães que frequentaram o curso. Outros estudos não encontraram diferenças significativas na duração do trabalho de parto entre as mulheres que frequentaram aulas pré-natais e as que não frequentaram (Bennett et al, 1985; Hodnett & Osborn, 1989; Nichols, 1995; Patton, English & Hambleton, 1985). Manion (1977) relatou que os homens que tinham frequentado as aulas pré-natais estavam mais envolvidos no trabalho de parto e no nascimento do que os que não tinham frequentado, enquanto Felton e Segelman (1978), que estudaram os homens após a última aula, mas antes do nascimento, descobriram que eles eram capazes de controlar o nascimento em maior medida do que os homens não treinados. Um dos principais objectivos da preparação pré-natal para o parto é reduzir a ansiedade e o stress durante o trabalho de parto. Walker e Erdman (1984) descobriram que as mulheres que tinham frequentado aulas pré-natais eram mais capazes de combater a ansiedade durante o parto do que as mulheres que não tinham sido preparadas. Um outro estudo realizado por Wuitchick, Hesson & Bakal (1990) encontrou uma redução da dor e um aumento dos pensamentos de enfrentamento durante a fase latente do trabalho de parto; no entanto, não foram dadas explicações para a dor ou o sofrimento de enfrentamento na fase ativa ou de transição.O conteúdo das futuras aulas pré-natais deve incluir: a) ênfase na anatomia e fisiologia normais do processo de trabalho de parto e no facto de as mulheres serem capazes de dar à luz (b), ênfase numa variedade de estratégias não farmacológicas de gestão da dor, por exemplo técnicas de relaxamento, visualização, massagem, posicionamento e estratégias de respiração (c), actividades de dramatização e resolução de problemas relacionados com o trabalho de parto e o nascimento (d), os benefícios e determinantes de todas as intervenções médicas (d), estratégias para uma comunicação positiva com os prestadores de cuidados de saúde (Nichols & Humenic, 1988).Num estudo de seguimento realizado por Leventhal, Sacham e Easterling (1989), as mulheres que tinham recebido preparação pré-natal para o parto e as primíparas e multíparas não preparadas foram estudadas para medir as respostas emocionais durante o parto. As mulheres preparadas para o parto tinham, em geral, pontuações mais elevadas para as reacções emocionais negativas e pontuações mais baixas para as reacções negativas, em comparação com as mulheres não preparadas. As mulheres que tinham frequentado um curso referiram menos dor durante o trabalho de parto em comparação com as mulheres não preparadas. As parturientes que tinham frequentado um curso referiram menos ansiedade (F (1,41) = 22,64, P<.0001) do que as mulheres que não tinham frequentado as aulas.McCleary (1974). McCleary (1974) sugere que o aumento do conhecimento sobre o parto através do ensino reduz a ansiedade que, de outra forma, poderia levar a uma maior angústia durante o parto. Walker e Erdman (1984). Em resumo, os estudos sobre os efeitos da preparação para o parto nos resultados perinatais produziram resultados contraditórios, possivelmente relacionados com muitos factores, como a conceção do estudo e a amostra. A maioria dos estudos centrou-se nos efeitos dos cuidados pré-natais no trabalho de parto, na dor e nas complicações. É necessária investigação sobre os conteúdos de que as mulheres necessitam e que consideraram mais úteis durante a gravidez e o pós-parto, bem como sobre o tipo de prestador de cuidados de saúde que se revelou eficaz na educação das futuras mães. Qual é a melhor altura para começar as aulas pré-natais? O fenómeno da educação pré-natal precisa de ser mais estudado de diferentes ângulos para investigar os seus benefícios

CAPÍTULO 3

Materiais e métodos

O objetivo deste estudo foi investigar a diferença entre dois grupos de mães, um que recebeu cuidados pré-natais melhorados e outro que recebeu cuidados normais. As medidas de cuidados pré-natais reforçados incluem a educação das futuras mães sobre o bem-estar fetal e a avaliação do bem-estar fetal em relação ao resultado da gravidez.

Conceção

Para investigar o efeito das medidas de cuidados pré-natais, foi utilizado um modelo quase-experimental, não equivalente, apenas pós-teste. Esta conceção corresponde à natureza do estudo, uma vez que os resultados da gravidez não puderam ser testados antecipadamente e não foi possível selecionar aleatoriamente os sujeitos para os grupos de estudo.

Definição

A recolha de dados teve lugar na clínica pré-natal do Hospital Maternidade El Manial, no Cairo, Egito. Trata-se de um hospital afiliado à universidade que oferece cuidados de saúde gratuitos a mulheres grávidas e ginecologistas. Como se trata de um grande hospital universitário numa grande cidade, as clínicas pré-natal e de ginecologia atraem pacientes de todo o Egito, incluindo o Alto e o Baixo Egito. De acordo com o recenseamento do hospital, o número total de pacientes atendidos mensalmente na clínica é de 5700. Os cuidados são prestados por médicos assistentes e enfermeiros qualificados, que são principalmente responsáveis pelo apoio aos médicos durante os exames e pela medição do peso, da altura e da tensão arterial da mãe. Além disso, o pessoal médico de nível superior efectua exames de ultra-sons e exames biofísicos.

Traçam o perfil e planeiam a gestão das mães que têm problemas de bem-estar fetal. Os prestadores incluem estudantes de enfermagem que prestam cuidados sob a supervisão de instrutores clínicos.

Amostra

Foi utilizada uma amostra aleatória. A amostra foi recrutada entre as mães que frequentavam a clínica pré-natal do Hospital Maternidade El Manial. A análise de poder de Lipsey (1990) produziu uma amostra adequada de 100 indivíduos (50 para cada grupo) com um tamanho médio de efeito de E= .50, um alfa de .05 (uma cauda) e um poder de .80. O tamanho médio do efeito foi escolhido com base em trabalhos anteriores na literatura e também nos testes estatísticos utilizados para a análise, ou seja, teste t de amostras independentes e qui-quadrado.

Padrões de recrutamento

O investigador contactou os diretores médico e de enfermagem da maternidade e explicou o objetivo do estudo, os riscos e os benefícios para as mães e para o feto; em seguida, obteve autorização escrita dos diretores médico e de enfermagem para realizar o estudo na maternidade. As mães foram recrutadas na sua primeira consulta pré-natal. Às mães que estavam dispostas a participar no estudo foi pedido um consentimento verbal para confirmar a sua concordância. A investigadora apresentou-se aos participantes e explicou-lhes a natureza do estudo, a sua importância e também os procedimentos a adotar. Explicou aos sujeitos que eram necessários dois grupos de mães para o estudo, um dos quais seria o grupo de estudo e o outro o grupo de controlo. As mães foram informadas que no grupo de estudo, para além do acompanhamento pré-natal, seriam realizados alguns procedimentos como a ecografia, o perfil biofísico e o aconselhamento educativo, enquanto que no grupo de controlo apenas seriam realizados os cuidados pré-natais de rotina como a medição dos sinais vitais, o peso materno e o exame abdominal e a auscultação dos sons cardíacos fetais. O investigador também informou os participantes de que a sua participação seria útil para avaliar o estado do feto. As mães foram distribuídas por dois grupos, o grupo de estudo ou o grupo de controlo, que não foram aleatorizados. O investigador trabalhou primeiro com todas as mães que pertenciam ao grupo de estudo e depois com as do grupo de controlo, uma vez que a amostra era aleatória.

Critérios de inclusão

Não foi utilizado nenhum critério de seleção específico para o recrutamento dos sujeitos do teste. Foram incluídas tanto mães de primeira viagem como mães com mais de um filho até aos 4 anos de idade. Foram incluídas grávidas de baixo risco e de alto risco, sem restrições de idade.

Critérios de exclusão

As mães que se encontravam no terceiro trimestre de gravidez não foram incluídas, uma vez que as medidas foram planeadas para o segundo trimestre. As mães que apresentavam sinais de doença mental foram excluídas, uma vez que não poderiam participar nos cursos de formação ou concentrar-se se estivessem sob a influência de drogas ou doença. O estado mental foi determinado através da entrevista e da história clínica. As mães que se recusaram a participar no estudo também foram excluídas. Cerca de 20 mães recusaram-se a participar a conselho dos seus maridos ou sogras. Algumas mães também se recusaram a participar por considerarem que já tinham experiência suficiente da(s) sua(s) gravidez(s) anterior(es) (declaração da própria mãe).

Proteção dos direitos humanos

Todos os participantes e prestadores de cuidados de saúde foram informados do objetivo do estudo e sabiam que o investigador era um estudante de doutoramento da Faculdade de Enfermagem da Universidade do Cairo. Os benefícios foram discutidos; as mães foram informadas de que o estudo não apresentava riscos ou perigos para a sua saúde ou para a saúde dos seus fetos. As mães que concordaram em participar no estudo documentaram verbalmente o seu consentimento. Foram tomadas medidas para garantir a confidencialidade, armazenando os dados num local seguro fora do hospital ou da universidade. Todos os factos ocorridos durante a visita foram considerados confidenciais.

Instrumentos

Foram utilizados vários instrumentos para a recolha de dados. Estes incluíram o Personal Data Questionnaire (PDQ), que foi desenvolvido pelo investigador para recolher dados sobre a demografia e o perfil obstétrico da mãe. Outros instrumentos incluíram o acompanhamento pré-natal, o índice de Kessner para avaliar a adequação e o número de consultas pré-natais, o gráfico de contagem de pontapés de Cardiff, o perfil biofísico, a balança de peso materno, o registo de aprendizagem materna, o registo de gravidez e o índice de Apgar.

Questionário sobre dados pessoais

O PDQ era composto por 8 itens e recolhia dados sobre a idade, o nível de escolaridade, a profissão e os rendimentos da mãe, bem como dados obstétricos sobre a paridade e a gravidezes, antecedentes obstétricos actuais e passados, último período menstrual, data prevista do parto, tipo de parto(s) anterior(es), factores de risco e outros antecedentes médicos (Anexo A).

o parecer dos peritos médicos e de enfermagem. O auditor preencheu o questionário.

Registo dos cuidados de acompanhamento pré-natal

Este protocolo foi desenvolvido pelo examinador e aperfeiçoado por peritos na matéria. Continha 20 itens para avaliar a mãe em termos de exame geral e obstétrico, incluindo pressão arterial, peso, grau de edema, altura do fundo do útero, posição e apresentação fetal e sons cardíacos fetais. O protocolo também incluía dados sobre exames laboratoriais, como hemoglobina, fator rhesus e análise de urina para açúcar e albumina (Anexo B).

Índice Kessner

O índice de Kessner é o índice mais completo para classificar a adequação dos cuidados pré-natais. A adequação dos cuidados pré-natais de acordo com este índice baseia-se no trimestre da primeira consulta de cuidados pré-natais, no número de consultas e na duração da gravidez. Os cuidados são definidos como adequados se tiverem início no primeiro trimestre e se a mulher receber 90% do número de consultas recomendado. Os cuidados intermédios são definidos como cuidados que começam no segundo trimestre e incluem 50 a 89% do número recomendado de consultas, e os cuidados inadequados são definidos como cuidados que começam no terceiro trimestre ou incluem menos de 50% das consultas (Kessner, Singer & Kalk, 1973). (Anexo C)

Tabela de contagem de pontapés de Cardiff

Muitos estudos demonstraram uma associação entre a redução dos movimentos fetais e a morte e mortalidade perinatais, e os seus resultados apoiam a utilização da contagem dos movimentos fetais como um teste fiável do bem-estar fetal (Neldan, 1980; Fischer, 1981). Vários protocolos para a contagem dos movimentos fetais maternos foram desenvolvidos e utilizados

movimentos fetais, incluindo o número de pontapés de Cardiff. De acordo com este protocolo, podem ser registados, no máximo, 10 movimentos fetais num período de 12 horas. A mãe é instruída a contactar o profissional de saúde se não houver movimentos ou se houver menos de 10 movimentos num período de 12 horas. A mãe deve selecionar uma hora do dia que utilize de forma consistente e documentar o número de movimentos sentidos nas 12 horas seguintes. Este método pode ser facilmente ensinado a um grupo alargado de mães e é geralmente bem compreendido pelo pessoal (Moore & Piacquadio, 1989). (Anexo D).

Perfil biofísico do feto

O perfil biofísico fetal (PPF) foi introduzido pela primeira vez no final dos anos 70 e é um método de recolha de dados sobre vários parâmetros biofísicos do feto. Foram identificados cinco parâmetros que reflectem alterações crónicas e agudas do ambiente intrauterino. Estes incluem: tónus muscular fetal, movimentos fetais, movimentos respiratórios fetais, volume de líquido amniótico e reatividade cardíaca fetal detectada pelo teste sem stress (NST) (Ventizeols, Campbell, & Nochimson, 1983). A PPB é realizada com um aparelho de ultrassom em tempo real e é permitido um período máximo de 30 minutos para a observação dos cinco parâmetros.

O BPP é um teste com pontos. Cada parâmetro é pontuado com 2 pontos se estiver presente e 0 pontos se estiver ausente, de modo a obter-se uma pontuação total de 10. Uma pontuação de 8 a 10 é considerada um bom indicador do bem-estar fetal. Uma pontuação de 6 indica uma incidência crescente de complicações perinatais e a incidência de insuficiência uroplacentária está a aumentar. Uma pontuação de 4 ou menos é uma indicação clara da necessidade de parto imediato, uma vez que está fortemente associada a asfixia fetal.

O tónus muscular fetal é avaliado por ecografia através da observação de pelo menos um episódio de flexão e extensão dos membros com retorno à flexão. Uma pontuação de 2 indica flexão, extensão e retorno à flexão das extremidades, e se as extremidades estiverem na posição de extensão completa sem retorno à flexão, é atribuída uma pontuação de 0.

O movimento respiratório fetal é avaliado através da observação por ultrassom de pelo menos um episódio respiratório fetal com pelo menos 30 segundos de duração durante um período de observação de 30 minutos. O valor 0 significa que não há respiração fetal ou que há menos de 30 segundos de respiração num período de observação de 30 minutos. Os movimentos corporais fetais são avaliados através da observação por ultra-sons de pelo menos 3 episódios discretos de movimento fetal num período de 30 minutos; os episódios de movimento fetal ativo são contados como um único movimento. Dois ou menos movimentos fetais discretos num período de 30 minutos são classificados como 0.

O volume de líquido amniótico é classificado como 2 se houver uma bolsa de > 5 cm, ou 0 se o índice de líquido amniótico for <_ 5 cm. A prova de esforço é considerada reactiva se, num período de 30 minutos de prova, ocorrerem 2 ou mais acelerações da frequência cardíaca fetal de, pelo menos, 15 batimentos/minuto e com duração de, pelo menos, 15 segundos, num período de 10 minutos. É considerada não reactiva se ocorrer uma ou menos acelerações do ritmo cardíaco de pelo menos 15 batimentos/minuto e com uma duração de 15 segundos, num período de teste de 30 minutos, nos 10 minutos seguintes.

A experiência clínica com a PPB como medida do bem-estar fetal ou da vulnerabilidade fetal produziu resultados encorajadores. A taxa de falsos positivos da PPB é inferior a 1/1.000. Manning e Harman (1989) relatam uma incidência de resultados perinatais mórbidos de 55% com uma pontuação de 6 na PPB e de 100% com uma pontuação de 0. 99,2 % da PPB tem uma especificidade elevada e 46,4 % uma sensibilidade, o valor prognóstico do valor preditivo positivo do teste patológico é de 86,7 % e o valor prognóstico do teste normal é de 94,1 %. Isto indica um elevado valor da PPB como medida de diagnóstico (Anexo E).

Balança de peso materno

Para medir o aumento de peso materno, foi utilizada uma balança Healthometer 300 I b capacity. A balança destinava-se apenas às participantes do estudo. A mesma balança foi utilizada para medir o peso de todas as participantes e foi utilizada pelo investigador em cada visita. A exatidão foi assegurada através da colocação da balança a zero antes de cada medição de peso.

Relatório de progresso da aprendizagem materna

Este incluía 7 itens relacionados com as respostas da mãe às instruções dadas, tais como a capacidade da mãe para contar os movimentos fetais, registar os movimentos fetais no gráfico, fazer perguntas por telefone e responder corretamente ao questionário fornecido. Este protocolo foi elaborado pelo investigador. O progresso da aprendizagem da mãe foi também medido através do questionário pós-curso desenvolvido pelo investigador, que continha 10 perguntas relacionadas com o conteúdo do curso pré-natal. O teste foi realizado em 5 sessões e durou aproximadamente 30 minutos. Para as mães que não sabiam ler e escrever, o investigador lia as perguntas e pedia às mães que respondessem. As respostas ao questionário eram 1, 2, 3, 4 e 5, uma vez que se tratava de um questionário de escolha múltipla. Este questionário foi entregue às mães no final da última sessão. O questionário foi entregue a cada mãe individualmente. (Apêndice F, G).

Protocolo para a gravidez e o recém-nascido

Estes registos incluíam dados sobre o início do parto (pré-termo, a termo ou pós-termo), o modo de parto, as indicações para cesariana, se realizada, e as complicações que ocorreram durante o parto. O resultado neonatal foi determinado através da medição dos valores neonatais

Peso à nascença, estado do feto e índice de Apgar para as mulheres em que o investigador esteve presente no parto. Para as mulheres que deram à luz num local diferente do hospital universitário ou sem a presença do investigador, os dados foram recolhidos dos registos hospitalares ou dos relatórios maternos. (Anexo H).

Valor de Apgar

A pontuação de Apgar é uma medida tradicionalmente reconhecida do impacto dos acontecimentos intraparto no feto e é amplamente utilizada para avaliação clínica e investigação. O índice de Apgar é determinado a um minuto e cinco minutos da idade gestacional. Baseia-se em cinco indicadores fisiológicos da adaptação extra-uterina do recém-nascido. Cada um destes indicadores pode receber uma pontuação de 0, 1 ou 2 (Apgar, 1996). Os parâmetros fisiológicos são a frequência cardíaca, que é classificada com 0 se estiver ausente, 1 se for lenta e inferior a 100 e 2 se for superior a 100. O esforço respiratório é classificado como 0 se estiver ausente, 1 se for lento e irregular e 2 se for regular. O tónus muscular é classificado como 0 se estiver flácido, 1 se o recém-nascido mostrar alguma flexão das extremidades e 2 se estiver em movimento ativo. A irritabilidade dos reflexos é classificada como 0 se não houver reflexos, 1 se o bebé fizer caretas e 2 se chorar violentamente. Na avaliação final, a cor é classificada com 0 se o corpo for azul, 1 se o corpo for rosa com extremidades azuis e 2 se o corpo do bebé for completamente rosa. A pontuação total é 10. A pontuação de Apgar é uma ferramenta subjectiva utilizada para medir o estado do recém-nascido num determinado momento.

Livingston (1990) investigou a fiabilidade interavaliadores da pontuação de Apgar numa amostra de 41 recém-nascidos. Ela seguiu as diretrizes de Apgar (1966) e avaliou o recém-nascido exatamente aos 60 segundos e aos 5 minutos de idade. A percentagem de concordância foi calculada para a pontuação total e para os componentes. As pontuações totais foram comparadas utilizando o teste t emparelhado e o coeficiente de correlação de Pearson. Para as crianças de termo, a percentagem de concordância entre os avaliadores (que eram pessoal clínico) foi de 89% ao minuto e de 97% aos cinco minutos.

A correlação entre os resultados globais de Livingston e o registo do bebé foi de 86% após um minuto e de 75% após 5 minutos. O teste T não revelou qualquer diferença média significativa entre os resultados globais após um ou cinco minutos.

Jennett, Warford, Kerinick & Waterkotte (1981) tentaram melhorar a sensibilidade e a especificidade do índice de Apgar, concebendo um índice que incluía os índices de um minuto e de cinco minutos. Eles avaliaram a validade do critério usando o tempo de permanência na unidade neonatal, mortes neonatais e pH sanguíneo durante a primeira hora de vida. Concluíram que o índice de Apgar de um minuto e o seu índice eram comparáveis ou superiores ao índice de cinco minutos na previsão de resultados neonatais adversos. A simplicidade do índice de Apgar, tal como originalmente desenvolvido, continua a ser clinicamente atractiva e é universalmente utilizada para quase todos os bebés (Anexo I).

Procedimento

As mulheres que preenchiam os critérios de seleção foram visitadas pelo investigador durante o seu controlo habitual da gravidez. O estudo foi explicado às participantes. Os dados de base foram recolhidos para ambos os grupos durante a primeira consulta pré-natal, utilizando o registo de gravidez. Na primeira consulta, foram recolhidos dados demográficos e obstétricos completos, utilizando o PDQ. Foram então criados dois protocolos: Protocolo (A) para o grupo de estudo e Protocolo (B) para o grupo de controlo. Protocolo (A): Após a recolha dos dados de base, foram medidos a tensão arterial e o peso maternos e efectuados exames laboratoriais como a glicemia, a hemoglobina e a análise de urina para deteção de açúcar e albumina. [st]A idade gestacional foi determinada calculando o dia 1 da última menstruação e medindo o fundo do útero.

O calendário das visitas de acompanhamento foi o seguinte: uma visita de 4 em 4 semanas durante as primeiras 28 semanas de gravidez, depois de 15 em 15 dias até à 36ª semana. Em cada visita de acompanhamento, foi medido o peso da mãe com o Health Meter, a tensão arterial e a altura do fundo do útero, foi avaliado o grau de edema e foram ouvidos os batimentos cardíacos do feto.

No grupo de estudo, foi realizada uma ecografia entre as 16 e as 20 semanas de gestação para confirmar a gravidez, determinar a idade gestacional e detetar anomalias. As queixas maternas foram abordadas através do encaminhamento para o obstetra ou através de instruções verbais à mãe para aliviar o desconforto relatado. Os resultados das intervenções foram avaliados na consulta seguinte, perguntando à mãe se o problema persistia ou não.

O bem-estar do feto foi avaliado através de uma prova de não stress (NST) às 28 ou 30 semanas de gravidez. O teste foi efectuado uma vez na clínica pré-natal, de acordo com o seguinte procedimento. O examinador explicou às mães o objetivo do teste e descreveu a técnica. Pediu-se às mães que se deitassem numa posição semi-sentada, segurassem o botão indicador e o apertassem quando sentissem movimentos fetais. Esta compressão era registada no monitor e comparada com a reatividade cardíaca do feto sob a forma de aceleração. O resultado era então interpretado pelo examinador e comunicado verbalmente ao médico assistente. Além da TNF, as mães foram ensinadas a contar os movimentos fetais utilizando a tabela de cadência de Cardiff. As mães receberam uma tabela (Apêndice H) na qual deviam registar todos os movimentos sentidos em cada hora e, em seguida, calcular esse valor em 12 horas ao longo de uma semana até à visita seguinte. A contagem de pontapés de Cardiff foi iniciada às 28 semanas, que é considerado o momento da viabilidade fetal. As mães também foram instruídas a comparecer imediatamente para um exame se os movimentos fetais fossem inferiores a 10 movimentos por 12 horas.

Entre a 32ª e a 34ª semana, a avaliação da PPB foi realizada no grupo de estudo. O investigador explicou às mães o objetivo da realização do PPB e a sua importância para a avaliação do bem-estar fetal e para a tomada de decisões relativamente à gestão do estado da mãe e aos cuidados com o recém-nascido, especialmente os de alto risco. O examinador informava às mães que o exame teria duração de 30 minutos. Para as mães de baixo risco, o BBP foi realizado uma vez às 32 semanas. No entanto, para as mães que tiveram complicações durante as consultas subsequentes, como rutura prematura de membranas, hipertensão e movimentos fetais restritos, o teste foi realizado duas vezes para ajudar a decidir sobre o tratamento. As condições em que a PPB indicava um volume reduzido de LCR ou sofrimento fetal eram diagnosticadas e tratadas em conformidade. O ginecologista responsável efectuou o PPB na presença do investigador.

Educação pré-natal

Foram oferecidas ao grupo de estudo cinco sessões de 30 minutos cada. As mães receberam também uma brochura com todas as informações fornecidas nas sessões. As sessões tiveram lugar na sala de conferências do centro de aconselhamento para grávidas. Uma das sessões foi marcada para depois da consulta pré-natal, no mesmo dia, para reduzir o tempo de permanência das mães na clínica e também para reduzir os custos de transporte. As 50 mães foram divididas em 5 subgrupos e cada grupo assistiu à sua aula de acordo com a visita agendada. Parte das instruções foram individualizadas e planeadas de acordo com as necessidades ou queixas das mães durante a visita. O investigador perguntou a cada mãe sobre as suas queixas ou necessidades actuais durante a consulta pré-natal. As instruções individualizadas estavam principalmente relacionadas com os sinais de perigo durante a gravidez, medidas para aliviar queixas menores da própria mãe

Nas cinco reuniões, foram abordados os seguintes temas

1. Importância dos cuidados pré-natais e calendário recomendado para as consultas.
2. Queixas menores e sinais de perigo durante a gravidez e
3. Vários métodos de avaliação do bem-estar fetal (U.S., NST, cadência e BBP).
4. Nutrição durante a gravidez e seus efeitos nos resultados fetais e neonatais.

5. Preparação para o parto e importância do parto no hospital. Os tópicos acima foram selecionados com base nas necessidades das mães identificadas através do inquérito. Por exemplo, nenhuma delas conhecia o objetivo da TN ou os sinais de perigo durante a gravidez. E sabiam pouco sobre a preparação para o parto e a nutrição durante a gravidez.

Protocolo (B)

Em primeiro lugar, a investigadora apresentou-se às cobaias e explicou-lhes a natureza do estudo. A investigadora informou os participantes de que iriam receber cuidados pré-natais de rotina. As mães que concordaram em participar foram abordadas como grupo de controlo. Na primeira visita, foram recolhidos os mesmos dados de base que para o grupo de estudo. Foram medidos a tensão arterial e o peso das mães. O laboratório efectuou análises laboratoriais, tais como a glicemia, a hemoglobina, o fator rhesus e uma análise à urina para deteção de açúcar e albumina. [st]A idade gestacional foi determinada através do cálculo do 1º dia da última menstruação e da medição do fundo do útero. O calendário de acompanhamento foi o mesmo que o do grupo de estudo. Em cada consulta subseqüente, a mãe foi acompanhada rotineiramente, com o examinador medindo a pressão arterial, o peso materno e a altura do fundo do útero. Para além disso, foram realizados o grau de edema e a auscultação dos sons cardíacos fetais. Não foram efectuadas intervenções no grupo de estudo. Todas as mães foram informadas sobre os sinais de perigo durante a gravidez. Além disso, as mães que apresentavam queixas relacionadas com a gravidez foram devidamente informadas. A TNS e a PPB foram realizadas em quatro mães que tiveram complicações durante a gravidez.

Estudo-piloto

Um total de 10 mães foram recrutadas para o estudo piloto. Todas as mães recrutadas para o estudo-piloto cumpriram os critérios de seleção da amostra. O estudo-piloto durou três semanas e verificou-se que o tempo necessário para cada visita era de 30 minutos e que o tempo médio necessário para preencher o questionário presencial na primeira visita era de aproximadamente 10 minutos. O estudo também mostrou que alguns pontos precisam de ser incluídos no protocolo de acompanhamento pré-natal, tais como as queixas da mãe, as intervenções e os resultados na visita seguinte, por exemplo, se o problema ainda existe ou se foi atenuado. O estudo-piloto também mostrou que as mães preferiam ter a sessão de educação parental depois da consulta de acompanhamento e não antes.

Gestão e análise de dados

Os dados foram geridos através da codificação e da introdução das respostas no computador. O investigador verificou todos os dados para evitar incoerências; os dados foram analisados para detetar erros de codificação e de introdução. Os registos dos sujeitos foram armazenados no SPSS. Foram utilizadas estatísticas descritivas para analisar a população da amostra para os grupos de intervenção e de controlo. A média, a amplitude, o desvio-padrão e a distribuição de frequências foram comunicados em relação à idade, ao nível de escolaridade, à gravidez, à paridade, às semanas de gestação à entrada nos cuidados pré-natais e aos factores de risco para ambos os grupos. O coeficiente de correlação de Pearson foi utilizado para avaliar a força da associação entre a avaliação do bem-estar fetal e os resultados neonatais e para avaliar a relação entre a educação pré-natal e o acompanhamento e os resultados de saúde materna. O teste do qui-quadrado e o teste t foram utilizados para avaliar a diferença entre os dois grupos nas variáveis de resultado.

Resumo dos procedimentos do estudo

Activity	Study group	Control group
Week 16	History taken (using PDQ) Laboratory investigations Ultrasonography	Same activity
Week 24-28	Non- stress test Cardiff – Kick count Start of educational sessions	Routine antenatal care Responding to mothers needs (those who developed complications referral was done)
Week 32	1st Biophysical Profile (BPP) Educational sessions.	Routine care
Week 36- 38	Repeated BPP for indicated ca	Routine care
4th stage of labor	Apgar score	Apgar score

Resumo

O terceiro capítulo contém a conceção e os métodos do estudo, uma descrição da amostra, bem como os procedimentos de gestão e análise dos dados. Os resultados desta análise são apresentados no capítulo seguinte.

CAPÍTULO 4
Resultados

O objetivo deste estudo foi testar a hipótese de que existe uma relação entre a participação num programa para melhorar os cuidados e o apoio pré-natal e os resultados da gravidez e do parto. Foram analisadas as diferenças entre o grupo de estudo e o grupo de controlo em relação a estes resultados. Este capítulo apresenta os resultados da análise descritiva e inferencial dos dados. A análise descritiva incluiu dados demográficos e obstétricos, consultas pré-natais, avaliação do bem-estar fetal e educação para o parto e o seu impacto nos resultados maternos e neonatais. A análise inferencial dos dados vai destacar as consultas pré-natais, o programa de educação para a saúde e o perfil biofísico e os resultados da gravidez e do parto, comparando os dois grupos estudados em relação a estas variáveis.

Resultados da análise descritiva

Caraterísticas demográficas da amostra

No total, foram recrutadas para o estudo 100 mães grávidas. Todas elas permaneceram no estudo até à sua conclusão. A idade da amostra total variava entre os 17 e os 40 anos. A idade média das mães do grupo A (grupo de estudo) era de 27 anos (DP +_ 5,55), enquanto as mães do grupo B (grupo de controlo) tinham uma idade média de 26 anos (DP +_ 4,96). Nenhuma das mães de nenhum dos grupos tinha mais de 40 anos. Mais de metade das mães de ambos os grupos, 55% no grupo A e 66% no grupo B, situavam-se na faixa etária entre os 20 e os 25 anos. Não foram encontradas diferenças significativas entre os dois grupos em termos de idade. y2 = .1.806,

O rendimento mensal das mães do grupo A situava-se entre 150 e 400 L.E. com um

rendimento médio de 212,5 LE (DP +_ 70,5). No grupo B, o rendimento médio foi de 200 LE (DP +_ 65,5). Não se registou qualquer diferença entre os dois grupos em termos de rendimento. X^2 = 1,143, P= .565.

Em termos de nível de escolaridade, 5 mães (10%) do grupo A e 7 mães (14%) do grupo B eram analfabetas. Oito mães (16%) do grupo A e 16 mães (32%) do grupo B sabiam ler e escrever. Seis mães (12%) do grupo A, contra 8 mães (16%) do grupo B, tinham concluído o ensino primário. Treze mães (26%) do grupo A, em comparação com 10 mães (20%) do grupo B, tinham um curso preparatório. Catorze mães (28%) do grupo A contra 7 mães (14%) do grupo B tinham o ensino secundário. Apenas 4 mães (8%) do grupo A, contra 2 mães (4%) do grupo B, tinham formação universitária. Não foi encontrada qualquer diferença significativa entre os dois grupos em termos de escolaridade. X^2 =6,677, P=. 246, (Tabela 1)

A maioria dos indivíduos de ambos os grupos eram donas de casa. Assim, 42 mães (84%) do grupo A e 44 mães (88%) do grupo B eram donas de casa. Apenas 8 mães (16%) do grupo A contra 6 mães (12%) do grupo B estavam empregadas, não havendo diferença significativa entre os dois grupos em termos de ocupação $X^2 = .332$, P= .569 (Tabela 1). Não foi encontrada correlação entre a idade dos indivíduos de ambos os grupos e o número total de consultas pré-natais (r= 0,048).

Os resultados do estudo não mostraram relação significativa entre a ocupação da mãe e o número total de consultas de pré-natal. Não houve diferença entre o número médio de consultas entre as mães donas de casa e as mães que trabalhavam, t=1,136, P=. 259 Não foi encontrada associação entre o nível de escolaridade e a frequência às consultas pré-natais, o número médio de consultas pré-natais foi o mesmo para todos os níveis de escolaridade.

Quadro (1) Distribuição da amostra por profissão e nível de ensino

		Study (n=50)		Control (n=50)	χ2	P
Occupation	n	%	n	%		
1. House wife	42	84%	44	88%	.332	NS
2. Working	8	16%	6	12%		
Education	5	10%	7	14%		
(No formal education)						
(< 4 years)	8	16%	16	32%	6.677	NS
(6 years)	6	12%	8	16%		
(9 years)	13	26%	10	20%		
(12 years)	14	28%	7	14%		
(16 + years)	4	8%	2	4%		
	50	100	50	100%		

Dados obstétricos

Paridade

No grupo A havia 16 (32%) primigestas, no grupo B 15 (30%). (30%) no grupo B. No grupo A, 13 indivíduos (26%) eram gravida 1, 10 (20%) gravida 2, 8 (16%) gravida 3, apenas 3 (6%) eram gravida 4, enquanto no grupo B, 12 indivíduos (24%) eram gravida 2, 9 (18%) gravida 3 e 1 (2%) gravida 4. Não foi encontrada diferença significativa entre os dois grupos em termos de paridade, $X^2 = 0,574$, P = 0,966 (Tabela 2).

Tabela (2) Distribuição da amostra de acordo com a paridade

Gravidity	Group A n= 50 N	%	n	Group B n=50 %	χ2 .574	P NS
Primigravida	16	32%	15	30%		
Gravida1	13	26%	13	26%		
Gravida 2	10	20%	12	24%		
Gravida 3	8	16%	9	18%		
Gravida 4	3	6%	1	2%		
	n=50	100%	n=50	100%		

Existe uma correlação negativa entre o número de filhos vivos e a

Número de consultas antes do nascimento. Quanto maior o número de filhos, menor o número de consultas pré-natais. r= -.409, o que é considerado uma correlação moderada...

Factores de risco

Os resultados relativos aos factores de risco não revelaram diferenças significativas entre os dois grupos. Três (6%) indivíduos do grupo A contra 2 (4%) do grupo B tinham antecedentes de hipertensão arterial crónica. Dois (4%) do grupo A vs. 1 (2%) do grupo B tinham antecedentes de diabetes mellitus. Três (6%) no grupo A vs. (4%) no grupo B tinham antecedentes de diabetes gestacional, e 6 (12%) em ambos os grupos eram Rh -ve. O teste de hemoglobina revelou que 11 (22%) no grupo A tinham anemia, em comparação com 14 (28%) no grupo B. O nível de hemoglobina variou de 7 a 13,5, com uma média de 11,6 (DP=+- 1,144) nas mães do grupo A, enquanto no grupo B o nível de hemoglobina variou de 8,5 a 13, com uma média de 10,9 (DP=+_ 1,137).

Para além disso, 2 (4%) mães do grupo A tinham antecedentes de parto pré-termo contra 1 (2%) do grupo B, e 7 (14%) mães do grupo A tinham antecedentes de cirurgia prévia contra 10 (20%) do grupo B. [2]Não foi encontrada diferença significativa entre os dois grupos para os factores acima referidos, $X^2 = 2,344$, P=. 310.

Em relação ao fator de risco trabalho de parto prematuro no passado, não se verificou uma correlação significativa entre o trabalho de parto prematuro anterior e o número de consultas de gravidez. [22]Também não foi encontrada uma associação significativa entre um aborto anterior e o número de consultas pré-natais, X^2 . =7,136, P=. 954.A Tabela 3 mostra o momento em que as mães entraram nos cuidados pré-natais. Não foi encontrada nenhuma associação significativa
foi encontrada uma diferença entre os dois grupos X^2 =.855, P= .432

Tabela (3) Entrada das participantes nos cuidados pré-natais (primeira consulta)

Entry into prenatal care	Group A n=50	M	SD	Group B n=50	M	SD	χ2	P
	n	% 17.4	1.59	n	% 17.5	1.29	.855	NS
16week	23	46%		28	56%			
18 week	16	32%		18	36%			
20 week	11	22%		4	8%			

Gravidez atual

Em termos de posição fetal, 46 (92%) no grupo A contra 43 (86%) no grupo B tinham uma posição cefálica, enquanto 4 (8%) no grupo A tinham uma posição pélvica. No grupo B, 3 (6%) tinham ambas as formas, uma vez que tinham dado à luz gémeos, e 4 (8%) tinham apenas uma apresentação em culatra. [2]Não foi encontrada diferença significativa entre os dois grupos em termos de posição de nascimento, $X^2 = 3,101$, P=. 307.

O teste t não revelou qualquer diferença significativa entre os dois grupos t= -162, P= .872. Ambos os grupos cumpriram os critérios do Institute of Medicine (IOM)

(1988) para cuidados pré-natais adequados, que define nove ou mais consultas como adequadas.

A Tabela 4 descreve o número de consultas pré-natais para ambos os grupos

Tabela (4) Número total de consultas pré-natais e diferença entre os dois grupos

Number of visits	Group A ____	M n = 50	SD	Group B ____	M n=49	SD	t	P
	N	%	9.54	. n	%	9.57	.957 -162	NS
7 visits	1	2%		1	2 %			
8 visits	6	12%		4	8.2%			
9 visits	16	32%		18	36.7%			
10 visits	19	38%		19	38.8%			
11 visits	8	16%		6	12.2%			
12 visit	0.00	0.00		1	2%			

Avaliação materna

Tensão arterial

Na primeira consulta, a pressão arterial sistólica das mães do grupo A situava-se entre 60 e 140 mmhg, sendo a pressão arterial sistólica média de 116,8 (DP+_ 9,13) e a pressão arterial diastólica de 73,4 (DP+_ 71,7), enquanto no grupo B a pressão arterial sistólica situava-se entre 60 e 130, com um valor sistólico médio de 115 (DP+_ 9,5) e um valor diastólico médio de 74,2 (DP+_ 7,84).5) e um valor diastólico médio de 74,2 (DP+_ 7,84). O teste t não revelou diferenças significativas entre os dois grupos em termos de pressão arterial sistólica e diastólica na primeira consulta. t= .750, p= .455

Peso

Na primeira consulta, o peso das mães do grupo A situava-se entre 45 e 106 kg, com um valor médio de 64,4 (DP+_ 12,8). No grupo B, o peso das mães situava-se entre 48 e 137 kg, com uma média de 69,8 (DP+_ 15,5). Não foi encontrada qualquer diferença significativa entre os dois grupos, t= .729, P= .395

Queixas comuns durante as consultas pré-natais

Durante as consultas pré-natais, 9 (18%) das mães do Grupo A queixaram-se de obstipação em comparação com 7 (14%) do Grupo B, 18 (36%) queixaram-se de azia em comparação com 20 (40%) do Grupo B, 23 (46%) do Grupo A queixaram-se de dores nas costas em comparação com 12 (24%) do Grupo B, 12 (24%) dos indivíduos de ambos os grupos queixaram-se de sintomas de pressão pélvica. Trinta e três (46%) das mulheres do grupo A apresentavam uma variedade de queixas, incluindo prurido vaginal, vómitos, dores de cabeça, cãibras musculares e perda de fluidos. No grupo B, 28 (56%) tinham as mesmas queixas que no grupo A, para além de hemorróidas, varizes e dores nas pernas.

Em ambos os grupos, as mães também receberam medidas para aliviar as queixas menores.

Resultados da análise inferencial

a. A relação entre o número de consultas pré-natais e o resultado da gravidez. Os resultados da gravidez foram medidos pela tensão arterial, aumento de peso, modo de parto e complicações durante o parto.

Em termos de tensão arterial, a tensão arterial sistólica do grupo de estudo na visita intermédia (semana 28) situava-se entre 90 e 150, com uma média de 134,4 (DP- 12,31), enquanto a tensão arterial diastólica se situava entre 60 e 90, com uma média de 73,60 (DP-8,270). Na última consulta, a pressão arterial sistólica situava-se entre 90 e 130, com uma média de 120 (DP- 9,495), enquanto a pressão arterial diastólica se situava entre 60 e 90, com uma média de 70,38 (DP- .9733). [th]No grupo de controlo, a pressão arterial sistólica no exame intercalar (semana 28) situava-se entre 90 e 150, com um valor médio de 130,6 (DP- 17,491), enquanto a pressão arterial diastólica se situava entre 60 e 90, com um valor médio de 79,08 (DP-8,640).

Na última consulta, a pressão arterial sistólica estava entre 130 e 90, com uma média de 119,5 (DP- 9,495), enquanto a pressão arterial diastólica estava entre 90 e 60, com uma média de 63,58 (DP- 9574). Apenas no grupo de estudo foi encontrada uma correlação significativa entre a tensão arterial e o número total de consultas pré-natais. Esta correlação é considerada moderada para o grupo de estudo (r- .667).

Correlação. Para o grupo de controlo (r= .17)

O ganho de peso total das mães do grupo A variou entre 10 kg e 16 kg, com uma média de 12,6 (DP= 1,432), enquanto no grupo B o ganho de peso total variou entre 9,5 kg e 16 kg, com uma média de 11,8 (DP= 1,14). Não foi encontrada uma diferença significativa no ganho de peso entre os dois grupos (t= 1,388 p= .236).

Não existe correlação significativa entre o aumento de peso total e o número total de visitas r= -.082

O tipo de parto e as razões para o parto por cesariana estão listados na Tabela (5).

Tabela (5) Distribuição da amostra por tipo de parto e causas de cesariana

	Group A		Group B		χ2.	P
Mode of delivery	___	n=50	___	n=50		
	n	%	n	%	. 198	NS
Normal vaginal delivery	37	74%	35	70%		
C- section	13	26%	15	30%		
Causes of C. section						
Previous C. section	7	14 %	4	8%	8.207	NS
Diminished liquor	2	4%	2	4%		
Post term labor	1	2%	0.00	0.00		
Abnormal presentation	2	4%	6	12%		
Large size baby	1	2%	2	4%		
Fetal distress	0.00	0.00	1	2%		

Não foram encontradas diferenças significativas entre os dois grupos no que respeita à
Tipo de parto (X^2 = .198, P =. 412). Não foi encontrada uma correlação significativa entre o número total de consultas e o tipo de parto. Para o grupo de estudo t= .360, P= .720, para o grupo de controlo t= 1,517, P= .136 Quarenta (80%) das mães do grupo A não tiveram complicações durante o parto, em comparação com 33 (66%) do grupo de controlo. Exemplos de complicações experimentadas pelas mães do grupo de controlo foram a laceração perineal (24%), a hemorragia pós-parto (6%) e o parto prematuro (4%). [2]Não foi encontrada uma associação significativa entre o número total de consultas e as complicações durante o parto X^2 = 4,818, P = 0,439.1.B A associação entre as consultas pré-natais e os resultados neonatais. Os resultados neonatais foram medidos pela idade gestacional, peso à nascença e índice de Apgar. 50 bebés do grupo de estudo (98%) eram de termo e 1 bebé (2%) era de pós-termo. A idade gestacional média foi de 38,6 semanas (DP= 1,241). No grupo de controlo, (98%) eram nascidos a termo e (8%) eram nascidos pré-termo. A idade gestacional média foi de 38,4 semanas (DP= 1,528). Foi encontrada uma diferença significativa entre os dois grupos em termos de idade gestacional, /2 = 6,005, P= .05. Além disso, foi encontrada uma correlação significativa entre o número total de visitas e a idade gestacional dos bebés (t= 4,150, P= **.001**). Quanto maior o número de visitas, mais adequada é a idade gestacional. Tabela (6): Foi encontrada uma diferença significativa entre os dois grupos em termos de peso à nascença (t=1,949, P= .05). Não foi encontrada correlação entre o peso à nascença e o número total de consultas para ambos os grupos (r= .011). A tabela seguinte (6) mostra a distribuição dos recém-nascidos analisados em relação à idade gestacional e ao peso à nascença.

Tabela (6) Distribuição dos recém-nascidos do estudo de acordo com a idade gestacional e o peso ao nascer.

Neonatal outcome	Group A				Group B				
	n	102%	M	SD	n	104%	M	SD	
Gestational age									
Full- term	50	100%	3 8.6	1.241	49	98%	38.4	1.528	
Preterm	0.00	0.00			4	6%	$\chi2$ =6.005		
Post term	1	2%			0.00	0.00		P= .05	
Total=	*51	2%	3.47	1726	*53				
Neonatal weight									
Below 2.5 kg	1	70%			3	6%	3.17	633	t=1.949
2.5- 3 kg	35	16%			14	28%			P=. 05
3.00- 4.00 kg	8	14%			30	60%			
4.200- 6 kg	7				5	10%			

*** Because of twin pregnancy, the number is 51 in the study group and 53 in the control group.**

Quanto às pontuações de Apgar, só foram registadas em 39 bebés do grupo de estudo e em 36 bebés do grupo de controlo. Não foram encontradas diferenças significativas entre os dois grupos em termos de pontuações de Apgar no 1 e 5 minutos. t=. 781,P= .438.

Não foi encontrada diferença significativa entre os dois grupos em termos de pontuação de Apgar nos 5 minutos t= -.074, P= .941. (Tabela 7)

Tabela (7) Distribuição dos recém-nascidos segundo o índice de Apgar no primeiro e no quinto mês

Apgar Scores	Group A n=39			Group B n=35				
1st min	Range	M	SD	Range	M	SD	t	P
	4- 10	7.35	1.423	5- 10	7.11	1.25	.781	NS
5th min	5- 10	9.41	1.093.	5 – 10	9.42	1.037	-.074	NS

Foi encontrada uma correlação significativa entre o número de consultas pré-natais e a pontuação de Apgar dos bebés em ambos os grupos. Registou-se uma correlação moderada para o grupo de estudo (r=. 64). Verificou-se uma correlação elevada para o grupo de controlo. (Os resultados da gravidez foram medidos através do aumento de peso, da pressão sanguínea, da capacidade de contar os movimentos fetais e do modo de parto. Não foi encontrada uma correlação significativa entre os cuidados telefónicos e o aumento de peso dos sujeitos (r=-.O19). Por outro lado, as mulheres que adquiriram conhecimentos, tal como demonstrado pela pontuação média no pós-teste (7,76), mantiveram a sua pressão arterial normal até à última consulta, com uma pressão arterial sistólica média de 12O (DP= 9,49) e uma diastólica média de 70,38 (DP= .97,33). Não foi encontrada correlação entre a pressão arterial e os resultados do exame de seguimento (r= -.039). No entanto, existe uma correlação significativa entre o acompanhamento telefónico e a manutenção de uma tensão arterial normal (r= 1,000). As mães que tiveram mais acompanhamento telefónico apresentaram uma pressão arterial mais baixa. Foi encontrada uma associação significativa entre os resultados do pós-teste e o modo de parto (t= 2,06, P= .044). [2]No entanto, não foi encontrada uma associação significativa entre a capacidade de contar os movimentos fetais e o modo de parto (X^2 = .113, P = .736)

Tabela (8) Distribuição das mães de acordo com a sua resposta às instruções, ao telefonema e aos resultados obtidos nos testes pós-sessão

Educational outcomes	n = 50	%
Able to count fetal movement	42	84%
Always ask questions	4	90%
Making follow- up phone calls	17	34%
Scores achieved in the questionnaire		
5	3	6%
6	6	12%
7	15	35%
8	10	20%
9	8	16%
10	8	16%

Teste de não stress e perfil biofísico como factores que influenciam o modo de parto.

Foi encontrada uma correlação significativa entre o resultado da NST e o modo de parto (X^2 = 7,44, P=. 002). A Tabela (9) mostra que todas as mães que tiveram uma "NST não reactiva" deram à luz por cesariana, em comparação com apenas 25% que tiveram uma "NST reactiva". Além disso, 74,4% das mães com "NST reactiva" tiveram um parto vaginal normal, em comparação com zero por cento das mães com "NST não reactiva".

Tabela (9): Relação entre a TN e o tipo de parto

	Mode of delivery		
Result of NST	Normal vaginal delivery	Cesarean Section	
Reactive	35	12	
Non- reactive	0.00	3	
Total	35	15	
		$\chi2 = 7.44$	P= 002

O PPB da primeira vez foi outro fator que influenciou o modo de parto neste estudo, ao passo que o PPB da segunda vez não o fez. [stst]Por exemplo, as mães que tiveram uma pontuação média de 1 PPB de 7,82 tiveram um parto vaginal normal, enquanto aquelas que tiveram uma pontuação média mais baixa de 1 PPB de 7,20 tiveram um parto por cesariana. [st]Foi encontrada uma associação significativa entre a pontuação de 1 BPP e o modo de parto (t= 2,254, P= .03)

Não foi encontrada correlação significativa entre o valor de 2 da PPB e o tipo de parto (t= 0,00, p=1,00).

No entanto, o PPB de 2 foi clinicamente significativo, uma vez que orientou a gestão de casos de alto risco e ajudou a minimizar as complicações. A tabela (10) abaixo mostra a distribuição de 1 e 2 PPB e o modo de parto.

Tabela (10): Distribuição dos valores de PPB e tipo de parto

	Mode of delivery	n	M	SD	t	P
1st BPP scores	Vaginal delivery	35	7.82	.5681	.2.254	.03
	Cesarean section	15	7.20	1.014		
2ndBPP scores	Vaginal delivery	4	7.00	1.154	.00	1.00
	Cesarean section	10	6.00	1.051		

A relação entre os resultados da 1ª PPB e 1 e 5 minutos Valor de Apgar.

Foi encontrada uma correlação significativa entre os valores de 1 PPB e a pontuação de Apgar em 1 minuto (t=138,6, P= .04)

Não foi encontrada uma correlação significativa entre os valores da PPB e a pontuação de Apgar de 5 minutos (t= 1,662, P= 162).

Tabela (11) Relação entre os valores de 1 PPB e Apgar 1 min e 5 min

	1st min Apgar score				5th min Apgar score			
		n=39						
	M	SD	t	P	M	SD	t	P
Total score of 1st BPP								
6	6.350	1.423	138.6	.04	7.42	1.0362	1.662	NS
8.	7.469	1.647			9.74	1.093		

Relativamente à pontuação total da 2ª PPB e ao Apgar do bebé, não foi encontrada correlação significativa entre a pontuação total da PPB2 e o Apgar do bebé t= 1,578, P=. 492

Valor da PPB e idade fetal

A relação entre a idade fetal e a pontuação total da PPB das mães do grupo de estudo é apresentada na Tabela (12).

Foi encontrada uma correlação significativa entre a pontuação total de 1 BPP e a idade fetal. Os fetos com uma pontuação baixa na PPB nasceram mais cedo do que aqueles com uma pontuação normal (r=.55). No entanto, não foi encontrada nenhuma correlação entre a pontuação total de 2 BPP e a idade fetal (r=.17).

Tabela (12) Correlação entre os valores da PPB e a idade fetal

	Fetal age in weeks					
	36.00	38.00	39.00	40.00	42.00	r
Scores of 1st BPP						
6.00	4	4	0.00	1	0.00	.55
8.00	1	13	16	10	1	
Scores of 2nd BPP						
6.00	4	2	0.00	.00	1	.17
8.00	1	5	0.00	1	0.00	

CAPÍTULO 5

Discussão

O objetivo do estudo era investigar a diferença de resultados entre dois grupos de mães: um grupo que recebeu medidas de cuidados pré-natais e um grupo que recebeu cuidados pré-natais de rotina. As medidas incluem a educação das futuras mães sobre o bem-estar fetal e a avaliação do bem-estar fetal em relação ao resultado da gravidez.

A discussão que se segue centra-se nos resultados que se relacionam com as hipóteses avançadas no estudo. Os resultados são discutidos pela seguinte ordem: caraterísticas da amostra, seguidas da interpretação dos resultados do estudo.

Caraterísticas sócio-demográficas

A idade é um dos factores sócio-demográficos que pode influenciar a participação das mães nos cuidados pré-natais. A média de idade das participantes do grupo A foi de 27 anos, enquanto a do grupo B foi de 26 anos. Os resultados do presente estudo não mostraram correlação estatística entre a idade e o número total de consultas pré-natais (r= -,048). Este facto contrasta com McDermott et al. (1996), que referem que as mães que não receberam cuidados pré-natais ou receberam cuidados pré-natais inadequados tinham maior probabilidade de serem adolescentes.

Em contrapartida, Sepou, Yanza, Nguembia, Nali e Bangaming (2000) indicaram que um dos factores associados à fraca adesão aos cuidados pré-natais na República Centro-Africana era a idade superior a 19 anos. Do mesmo modo, Jansone, Lindmark e Roos (2001) referiram que as mulheres que não participavam nos cuidados pré-natais eram provavelmente fumadoras e tinham mais de 35 anos de idade. A amostra do estudo incluía tanto adolescentes como mulheres grávidas mais velhas.

A ocupação é também considerada um fator que influencia a utilização dos cuidados pré-natais. Neste estudo, não foi encontrada uma correlação significativa entre a ocupação da mãe e o número de visitas à grávida. Não há achados na literatura que apoiem ou contradigam os resultados do estudo. A ocupação materna e o seu impacto na utilização dos cuidados pré-natais requerem, por conseguinte, uma maior atenção por parte dos investigadores.

O rendimento é outro fator que pode ter contribuído para a utilização dos cuidados pré-natais. Os resultados do estudo indicam que a maioria dos indivíduos de ambos os grupos pertencia às classes média e baixa. Os resultados do estudo não revelaram qualquer correlação entre o rendimento e o número total de consultas de cuidados pré-natais. Isto deve-se ao facto de a maioria das mulheres estudadas ser pobre. Brown (1988) referiu que o baixo estatuto socioeconómico, o facto de se viver em zonas rurais e as gravidezes indesejadas são factores associados a cuidados pré-natais tardios ou inexistentes. Zaid, Judith e Fullerton (1996) referiram que as mulheres americanas que não procuraram cuidados pré-natais tinham uma probabilidade significativamente maior de ter um rendimento familiar inferior a 300 dólares por mês e menos probabilidades de ter um seguro de saúde.

O nível de instrução é outro fator que pode contribuir para a utilização dos cuidados pré-natais. No presente estudo, não foi encontrada uma relação significativa entre o nível de instrução e a utilização de cuidados pré-natais. Brown (1988) e McDermott et al. (1996) apoiaram os resultados do estudo, uma vez que concluíram que as mulheres com baixos níveis de escolaridade recebiam cuidados pré-natais inadequados ou não recebiam quaisquer cuidados pré-natais. Laurie et al (1996) verificaram que o risco de não procurar cuidados pré-natais era mais elevado nas mulheres adolescentes e nas que tinham menos de 12 anos de escolaridade.

A paridade é um fator importante que pode contribuir para a participação nas consultas pré-natais. Os resultados do estudo indicam uma correlação moderada entre o número de filhos que a mãe teve e o número total de consultas pré-natais. Quanto maior o número

de filhos, menor é o número de consultas pré-natais a que a mãe comparece. Estes resultados são semelhantes aos de Reid (1989), Ahmed et al. (1990) e McDermott et al. (1996), que concluíram que as mulheres que não tinham ninguém para cuidar dos seus filhos tinham 1,7 a 2,6 vezes mais probabilidades de receber cuidados pré-natais inadequados do que as outras. A sua responsabilidade pelos filhos constitui um obstáculo aos cuidados pré-natais.

Laurie et al. verificaram que as mães que não receberam cuidados pré-natais deram à luz mais de dois filhos. No presente estudo, não foi encontrada uma associação significativa entre o fator de risco do trabalho de parto pré-termo e o número total de consultas pré-natais. Estes resultados contrastam com os de Ahmed (1990) e McDermott et al. (1996), que concluíram que as mulheres com perdas fetais anteriores, bebés de baixo peso à nascença e trabalho de parto pré-termo frequentavam os cuidados pré-natais mais cedo e com maior frequência. Estas diferenças podem dever-se a diferenças culturais ou a diferenças na amostra.

Número de consultas de cuidados pré-natais

O número médio de consultas pré-natais na população estudada foi de 9,5, com uma variação de 7 a 12 consultas. Ambos os grupos satisfizeram os critérios de cuidados pré-natais adequados desenvolvidos pelo IOM (1988), que estabelece que um número de nove ou mais consultas é considerado adequado.

Hipótese (1.a) Existe uma relação entre as consultas pré-natais e os resultados da gravidez.

No presente estudo, os resultados da gravidez foram analisados em função do aumento de peso da mãe, da tensão arterial e do tipo de parto.

Aumento de peso

Não houve diferença significativa no ganho de peso entre o grupo de estudo e o grupo de controlo. Os resultados do estudo também não mostraram uma correlação significativa entre o número total de consultas pré-natais e o aumento de peso das mães

Estes resultados contradizem os de Boss e Timbrook (2001), que concluíram que a continuidade dos cuidados pré-natais estava associada a um aumento de peso materno observado e a um peso mais elevado à nascença.

Em termos de pressão arterial, o presente estudo mostrou uma correlação moderada entre a pressão arterial e as consultas pré-natais no grupo de estudo. Esta conclusão é apoiada por Sepou et al. (2000), que verificaram que a incidência de pré-eclampsia e de gravidez complicada era significativamente mais elevada nas mulheres que não frequentavam os cuidados pré-natais.

Thomas, Golding e Peters (1991) referiram no seu estudo sobre os cuidados pré-natais tardios e os seus efeitos nos resultados da gravidez que a incidência de pré-eclâmpsia e eclâmpsia, tanto ligeira como grave, não diferia significativamente entre as grávidas que compareceram tardiamente e as outras grávidas que compareceram mais cedo. Embora tenha havido um excesso de mulheres com pré-eclâmpsia entre as grávidas atrasadas, este facto não foi estatisticamente significativo para nenhum dos grupos.

Tipo de entrega

Os resultados do estudo não revelaram qualquer correlação entre o tipo de parto e o número total de consultas pré-natais. Resultados semelhantes foram comunicados por Goss et al. (1997) depois de analisarem os registos médicos de 783 hispânicas nascidas no México. Os autores referiram que um maior número de consultas pré-natais não melhorou os resultados durante a gravidez, o parto e o período pós-parto.

Estes resultados diferem dos relatados por Alexy, Nichols, Hevely e Gazan (1997) no seu estudo sobre os factores pré-natais e os resultados dos partos nos serviços públicos de saúde. Os autores referiram um maior número de cesarianas nas zonas rurais devido a

número limitado de prestadores, início tardio dos cuidados pré-natais e número limitado de consultas pré-natais. As diferenças entre os resultados do presente estudo e os resultados comunicados por Alexy podem dever-se à diferente dimensão da amostra e aos diferentes contextos.

Hipótese (b) Existe uma relação entre as consultas pré-natais e os resultados neonatais

Idade gestacional

Os resultados do estudo indicam uma correlação significativa entre as consultas pré-natais e a idade gestacional: Quanto maior for o número de consultas pré-natais, maior é a probabilidade de a criança nascer de termo.

Resultados semelhantes foram registados por Krueger e Scholl (2000). Estes autores referiram que as mulheres que receberam cuidados inadequados tinham um risco 2,8 vezes maior de ter um parto prematuro e um bebé pequeno para a idade gestacional.

Peso à nascença

Não foi encontrada correlação entre as consultas pré-natais e o peso do bebé, r= .011. Galvan et al. (2001) referiram que as mulheres que não receberam cuidados pré-natais tinham sete vezes mais probabilidades de dar à luz um bebé com peso inferior a 1500 gramas. Tyson, Higgins e Tyson (1999) também referiram que 11% dos bebés com baixo peso à nascença (< 2.500 g), 18% dos bebés com muito baixo peso à nascença (< 1.500 g) e 24% dos recém-nascidos necessitaram de cuidados intensivos em mulheres sem cuidados pré-natais.

Pontuação de Apgar

No presente estudo, não houve diferença entre o grupo de estudo e o grupo de controlo nas pontuações de Apgar ao 1 e 5 minutos. Este facto pode dever-se aos padrões dos cuidados primários. Zaid et al (1996) referiram que os bebés de mães que não tinham recebido cuidados pré-natais tinham pontuações de Apgar mais baixas ao 1 e ao 5 minuto, com uma média de 7,4 versus 7,9 nas que tinham recebido cuidados pré-natais ao 1 minuto e 8,68 versus 8,85 ao 5 minuto e uma média de

uma maior proporção de bebés que não receberam cuidados pré-natais necessitou de assistência respiratória ao nascer.

Beck e Nakling (1993) verificaram que a participação em cuidados pré-natais estava significativamente associada a uma menor incidência de baixo peso à nascença e a um índice de Apgar elevado. Hipótese 2

As mães que recebem educação pré-natal têm um resultado mais positivo na gravidez.

Os resultados da gravidez foram medidos através da tensão arterial, do aumento de peso, da capacidade de contar os movimentos fetais e do modo de parto,

O presente estudo revelou uma correlação significativa entre o contacto telefónico com o investigador e os níveis de tensão arterial. As mães que contactaram regularmente o investigador com questões e preocupações mantiveram a sua tensão arterial dentro dos valores normais. Há pouca investigação sobre este tema, pelo que a relação entre a educação das futuras mães e os níveis de tensão arterial deve ser mais realçada e investigada.

Aumento de peso

Os resultados do presente estudo não revelaram uma correlação significativa entre a educação e o aumento de peso materno. Estes resultados contradizem os de Taffel e Keppel (1993) no seu estudo sobre os efeitos do aconselhamento médico no aumento de peso materno, que referiram que 70% das mulheres que receberam informação ganharam pelo menos 22 libras. Também referiram que uma informação adequada conduziu a um aumento significativo do ganho de peso materno e a uma melhoria do peso do bebé à nascença.

Kramer (2000) referiu que a educação das mulheres grávidas parece ser eficaz para aumentar a ingestão de energia e de proteínas e o aumento de peso das mulheres grávidas.

Capacidade de contar os movimentos do feto e o tipo de parto

No presente estudo, não foi encontrada correlação significativa entre a capacidade das participantes de contar os movimentos fetais e o modo de parto. Estes resultados podem ser consistentes com os de Sturrock e Johnson (1990), que referem que o número de complicações obstétricas, tais como a utilização de fórceps ou a extração por vácuo, é maior nas mulheres preparadas. Por outro lado, Hetherington (1990) referiu que as mulheres grávidas que tinham frequentado aulas pré-natais tinham menos probabilidades de ter um parto operatório do que as que não tinham.

Tanto Enkin et al. (1972) como Hughey et al. (1978) salientaram que a formação tem vantagens em obstetrícia, uma vez que as mulheres formadas têm menos cesarianas e lacerações perineais.

As mães do estudo receberam 5 sessões de educação pré-natal e depois completaram um pós-teste. No presente estudo, foi encontrada uma correlação significativa entre os resultados do pós-teste e o tipo de parto. As mães que deram à luz por via vaginal obtiveram uma pontuação mais elevada do que as que deram à luz por cesariana. Esta constatação pode estar relacionada com os resultados registados por Avery e Olson (1987). Estes sugeriram que os resultados da educação para o trabalho de parto durante o parto incluíam uma maior sensação de controlo, menor ansiedade e maior confiança na gestão do trabalho de parto. Resultados semelhantes foram relatados por Enkin et al. (1972) e Hughey et al. (1978), que concluíram que a educação para o parto tem benefícios para os cuidados obstétricos, uma vez que as mulheres instruídas têm, estatisticamente, menos cesarianas e rupturas perinatais. Hetherington (1990) referiu que as mulheres grávidas que tinham frequentado aulas pré-natais tinham menos probabilidades de ter um parto operatório do que as mulheres que não o tinham feito.

Em contrapartida, Fridh e Johansson (1990) referiram que 38 mulheres primíparas e multíparas esperavam mais dor e desconforto durante o parto do que tinham previsto. A diferença pode dever-se a diferenças culturais, à idade ou à própria amostra.

No decurso do estudo, as mães reagiram positivamente aos eventos educativos. Desenvolveu-se uma relação de amizade entre o investigador e as mães. O investigador foi considerado como a principal fonte de informação para as mães. As mães colocaram questões sobre muitos temas; isto aconteceu tanto com as mães que deram à luz pela primeira vez como com as mães de partos múltiplos. Havia muitas questões pós-parto, tais como os cuidados com a episiotomia, a amamentação, os padrões de fluxo puerperal e o reinício das relações sexuais.

Uma das primigestas estava muito preocupada com o seu bebé, porque era um rapaz e ela era infértil há três anos. Telefonou insistentemente para se informar sobre questões como os cuidados a ter com o cordão umbilical, as vacinas e a circuncisão do bebé. Mais tarde, quando o seu bebé desenvolveu diarreia e gripe, telefonou-me para saber o que deveria fazer pelo seu bebé. Isto deveu-se à relação que se desenvolveu durante os cuidados e as aulas pré-natais. Algumas mães também me consideraram como sua cuidadora e pediram-me para discutir os diferentes métodos de planeamento familiar com os seus maridos e convencê-los a permitir que as suas mulheres usassem um dos métodos adequados. Verificou-se também que as mães tinham mais confiança nos resultados da

NST, ficando menos ansiosas por serem reexaminadas por diferentes médicos ou por me chamarem.

Hipótese 3

As mães que têm um perfil biofísico efectuado atempadamente têm um resultado mais favorável para o recém-nascido do que aquelas que não o têm. Esta hipótese foi apoiada

NST e tipo de parto

O presente estudo encontrou uma correlação significativa entre os escores da NST e o tipo de parto. Phelan (1989), ao examinar o papel da NST na avaliação do bem-estar fetal em gestações de alto risco, relatou que a NST não-reativa apresentou um aumento significativo no número total de partos cesáreos.

BPP e método de entrega

[st]No presente estudo, houve uma associação significativa entre os resultados de uma PPB e o modo de parto. No entanto, a associação entre a 2a PPB e o modo de parto não foi significativa, embora tenha sido clinicamente importante, pois influenciou a decisão de tratamento dos casos relatadosEste facto pode ser consistente com os resultados do estudo de Momtaz e Galal (1993), que investigaram a relação entre a PPB e os seus efeitos na mortalidade perinatal e no modo de parto. Os autores relataram que a mortalidade perinatal diminuiu significativamente e supuseram que isso pode ser explicado pela maior taxa de deteção de RCIU e insuficiência placentária. A escolha do modo de parto com base na PPB também contribuiu para esta diminuição da mortalidade perinatal. No entanto, a utilização inadequada da PPB levou a um aumento da taxa de cesarianas e a uma diminuição da indução do parto.BPP e valor de ApgarO presente estudo mostrou uma relação significativa entre os valores da PPB e o índice de Apgar no primeiro minuto. Esse resultado foi semelhante ao encontrado por Ventizeols et al (1987) em seu estudo sobre a relação entre o perfil biofísico fetal, o pH do cordão umbilical e o índice de Apgar. Eles relataram que a eficácia do perfil biofísico fetal para indicar acidose fetal e o escore de Apgar é superior a qualquer outro teste, tendo um valor preditivo de 98%. Salientam também que o perfil biofísico é muito preciso na identificação de um feto com anemia.

Negeotte, Towers, Asrat e Freeman (1994) referiram que a incidência global de resultados perinatais desfavoráveis, ou seja, morte perinatal, cesariana devido a sofrimento fetal nas primeiras 24 horas de trabalho de parto, índice de Apgar aos 5 minutos inferior a 7, ocorreu sempre em doentes com baixo perfil biofísico.PPB e idade gestacionalNo presente estudo, foi encontrada uma correlação significativa entre os resultados de uma PPB e a idade gestacional do feto. No entanto, não foi encontrada uma correlação significativa entre a PPB e a idade fetal nas mães que receberam uma segunda PPB.Negeotte et al (1994) concluíram que o perfil biofísico é uma excelente ferramenta para monitorizar o feto e identificaram um grupo de pacientes com risco acrescido de resultados perinatais desfavoráveis e de crianças pequenas e pequenas para a idade gestacional.

CAPÍTULO 6

Resumo, recomendações e conclusões

Este capítulo resume os resultados do estudo em relação às hipóteses formuladas. São também discutidas as implicações profissionais e as recomendações para a investigação futura.

O objetivo do estudo era investigar a diferença de resultados entre dois grupos de mães: um grupo que recebeu intervenções de cuidados pré-natais e um grupo que recebeu cuidados pré-natais de rotina. As intervenções incluem a educação das futuras mães sobre o bem-estar fetal e a avaliação do bem-estar fetal em relação ao resultado da gravidez. Foram formuladas as seguintes hipóteses para responder às questões de investigação:

Hipóteses de investigação

1. As mães que participam em melhores cuidados pré-natais e no acompanhamento têm um resultado mais favorável do que as que não participam.
a. Existe uma correlação entre as consultas pré-natais e os resultados da gravidez.
b. Existe uma correlação entre as consultas pré-natais e os resultados dos cuidados neonatais.
2. As mães que recebem educação pré-natal têm um resultado mais positivo na gravidez do que as mães que não recebem.
3. As mães que têm um perfil biofísico efectuado atempadamente têm um melhor prognóstico para o seu recém-nascido do que as mães que não o têm.

Os dados foram recolhidos pelo investigador utilizando uma série de instrumentos. Estes incluíam o Personal Data Questionnaire (PDQ), que foi desenvolvido pelo investigador para recolher dados sobre a demografia e o perfil obstétrico da mãe. Outros instrumentos incluíram o acompanhamento pré-natal, o Índice de Kessner para avaliar a adequação e o número de

visitas pré-natais, Cardiff Kick Count Chart, perfil biofísico, balança de peso materno, registo de aprendizagem materna e registo de gravidez.

Foram utilizados dois protocolos para o estudo. Ao grupo de estudo foram oferecidos cuidados pré-natais alargados, um curso educacional e a realização de um perfil biofísico e de um teste não stressante. Ao grupo de controlo foram oferecidos cuidados pré-natais de rotina.

Foram utilizadas estatísticas descritivas para analisar a população da amostra para os grupos de intervenção e de controlo. A média, a amplitude, o desvio-padrão e a distribuição de frequências foram comunicados relativamente à idade, ao nível de escolaridade, à gravidez, à paridade, às semanas de gestação à entrada nos cuidados pré-natais e aos factores de risco para ambos os grupos. (A correlação do coeficiente de Pearson foi utilizada para avaliar a força da associação entre a avaliação do bem-estar fetal e os resultados neonatais. Foi também analisada a relação entre a educação pré-natal e o acompanhamento e a saúde materna. O teste do qui-quadrado e o teste t foram utilizados para avaliar a diferença entre os dois grupos em relação às variáveis de resultado.

Os resultados do estudo não revelaram diferenças significativas entre os dois grupos de estudo em termos de caraterísticas socio-demográficas. Os métodos estatísticos utilizados foram o teste t independente, a correlação de Pearson e o teste do Qui-quadrado.

A hipótese de investigação l.a) Existe uma relação entre as consultas pré-natais e os resultados da gravidez. Foram medidos a tensão arterial, o aumento de peso, o modo de parto e as complicações durante o parto. Esta hipótese foi parcialmente confirmada. Os resultados do estudo mostraram uma correlação moderada entre o número total de consultas pré-natais e a tensão arterial no grupo de estudo. Em contrapartida, não foi encontrada qualquer correlação no grupo de controlo.

Não foi encontrada uma correlação significativa entre o aumento de peso e o número total de consultas pré-natais. Os resultados também não mostraram uma associação significativa entre o número total de consultas pré-natais e o modo de parto para nenhum dos grupos. Os resultados também não mostraram uma associação significativa entre o número total de consultas pré-natais e as complicações durante o parto.

Hipótese l.b) Existe uma correlação entre as consultas pré-natais e os resultados neonatais. Foram medidos a idade gestacional, o peso à nascença e o índice de Apgar dos bebés. Esta hipótese foi confirmada

Os resultados do estudo mostraram uma diferença significativa entre os dois grupos em termos de idade gestacional. Além disso, foi encontrada uma correlação significativa entre o número total de consultas pré-natais e a idade gestacional dos bebés

Não houve correlação estatística entre o peso do bebé à nascença e o número de consultas pré-natais

Foi encontrada uma correlação significativa entre as visitas pré-natais e a pontuação de Apgar do bebé no grupo de estudo e no grupo de controlo. As mães com um maior número de visitas tiveram bebés com uma pontuação de Apgar mais elevada.

Hipótese 2: As mães que participam nos cuidados pré-natais têm um resultado mais positivo na gravidez do que as mães que não participam. Este resultado foi medido através da tensão arterial, do aumento de peso, da capacidade de contar os movimentos fetais e do modo de parto. Esta hipótese foi parcialmente confirmada.

Os resultados indicaram uma correlação significativa entre as leituras da tensão arterial, especialmente durante a visita intermédia (28ª semana) e a visita final e as chamadas telefónicas de acompanhamento

Não foi encontrada nenhuma correlação significativa entre a capacidade da mãe para contar os movimentos fetais e o tipo de parto.

Hipótese 3) As mães que efectuam um perfil biofísico atempadamente terão resultados neonatais mais favoráveis do que as mães que não o fazem. Esta hipótese foi parcialmente confirmada.

Os resultados do estudo mostraram uma fraca correlação entre a pontuação total da PPB um e dois. [st]Foi encontrada uma correlação significativa entre a pontuação do 1.º PPB e o tipo de parto. Não se registou uma correlação significativa entre a pontuação total do 2.º PPB e o tipo de parto.

[ststth]Os resultados também mostraram uma correlação significativa entre a pontuação total de 1 PPB e a pontuação de Apgar em 1 minuto, mas não foi encontrada nenhuma correlação significativa entre as pontuações da PPB e a pontuação de Apgar em 5 minutos.

[st]Foi encontrada uma correlação significativa entre a pontuação total de 1 PPB e a idade fetal.

Em resumo, não existe um acordo completo sobre o que constitui um horário de visita antecipado. Existem diferentes pontos de vista sobre a equivalência exacta destes meses em semanas. No que se refere ao número de consultas pré-natais, não existe uma norma universal que permita comparar o número de consultas pré-natais. A definição do que constitui cuidados pré-natais "adequados" ainda precisa de ser sublinhada. Existem também estudos contraditórios sobre o impacto dos cuidados pré-natais nos resultados da gravidez. A maioria dos estudos mostra o efeito positivo dos cuidados pré-natais na redução da incidência de bebés com baixo peso à nascença.

Recomendações e implicações para os cuidados de saúde

Com base nos resultados do presente estudo, recomenda-se o seguinte:

1. A educação pré-natal deve ser uma parte essencial dos cuidados pré-natais.
2. As mães devem ser ensinadas a contar os movimentos do feto. Verificou-se que pode substituir exames de ultra-sons desnecessários.
3. Este estudo demonstrou que a mãe desempenha um papel importante na melhoria da eficácia do programa de acompanhamento telefónico pré-natal. Por conseguinte, as mães devem ser incentivadas a participar ativamente no programa de acompanhamento.
4. A prova de não stress deve ser realizada em todas as grávidas, uma vez que se trata de um procedimento simples, não invasivo, mas com significado clínico.
5. Todas as enfermeiras dos serviços de obstetrícia e ginecologia devem ser treinadas para efetuar testes não stressantes e poder aconselhar as mães sobre os mesmos.
6. Uma vez que o perfil biofísico contribui para a gestão eficaz dos casos de alto risco. O perfil biofísico deve ser efectuado em todas as mães de alto risco.

Limitações do estudo

Este estudo tem algumas limitações. A amostra foi aleatória; por conseguinte, não foi possível atribuir aleatoriamente os sujeitos do teste e não foi possível generalizar os resultados.

Os casos em falta em relação à pontuação de Apgar também foram considerados como uma das limitações do estudo. A investigadora teve dificuldade em obter as pontuações de Apgar de alguns bebés cujos partos não pôde assistir porque nasceram em locais distantes ou inacessíveis para a investigadora, por exemplo, em lares ou distritos distantes. Faltavam as pontuações de Apgar para 11 das 50 mães do estudo e 15 das mães do controlo.

Os pontos fortes do estudo

O estudo foi não-invasivo e muito aceitável para os sujeitos do teste. Não se registou qualquer recusa de participação no estudo nem qualquer perda de participantes no decurso do mesmo. Isto criou uma atmosfera natural para a recolha de dados. As mães mostraram-se muito satisfeitas com a contagem dos pontapés fetais, tal como a tinham aprendido.

O estudo contribuiu para os resultados das mães e dos recém-nascidos porque o investigador interveio atempadamente no decurso do estudo.

Efeitos na política de saúde

1. Os recursos devem ser utilizados para melhorar os cuidados, por exemplo, para a monitorização fetal
2. Uma parteira deve estar disponível em todas as consultas pré-natais.
3. Devem ser prestados serviços equivalentes, uma vez que os cuidados de saúde nos hospitais públicos e privados são desiguais.

Investigação futura

Os resultados deste estudo sugerem muitas ideias de investigação em relação à prática dos cuidados de maternidade. Atualmente, há pouca investigação sobre o conteúdo e a qualidade dos cuidados pré-natais.

1. Extensão e repetição do estudo para comparar as mães que recebem cuidados em consultórios médicos ou hospitais privados com as mães que recebem cuidados em hospitais públicos.
2. Utilização de uma abordagem qualitativa para investigar e compreender as experiências das mulheres em matéria de cuidados pré-natais, em especial de educação pré-natal.
3. Repetir o estudo com uma conceção diferente e uma amostra diferente.

REFERÊNCIAS

Ahmed, F., McRae, J., & Ahmed, N., (1990). Factores associados a cuidados pré-natais inadequados na população negra urbana: Implications for programme planning. Social Health Care, 14, 107-23.

Albrecht, S.A., & Rankin, (1989) Anxiety, health behaviours and support systems of pregnant women. Maternal Child Nursing Journal. 18. 49-59.

Alexander, GR, & Cornely, DA; (1987). Utilização de cuidados pré-natais: medição da utilização e relação com o resultado da gravidez Am J Prev. Med, 23, 243- 53.

Alexy, B., Nichols, B., Heverly, M.A., & Garzan, L., (1997). Factores pré-natais e resultados do parto nos serviços públicos de saúde: uma comparação urbano-rural. Investigação em Enfermagem e Saúde, 20, 61-70.

American College of Obstetrician and Gynecologist (1988). Diretrizes para os cuidados pré-natais. ELK Grove Village (IL). Washington D.C. American Academy of Pediatrics e American Academy of Obstetrician and Gynecologist, 87.

Associação Americana de Enfermeiros (1987). Access to prenatal care: key to preventing low birth weight (Acesso a cuidados pré-natais: chave para prevenir o baixo peso à nascença). Kansas City.

Andrews, M.M., & Boyle, J.S., (1995). [nd]Transcultural concepts in Nursing care, 2 ed, Philadelphia. J.B. Lippincot.

Avenshine, M., & Enriquez, M., (1992). Comprehensive maternity care: perinatal and women's health. 2 [nd]ed, Jones and Bartlett Publishers.

Avery, P., & Olson, I., (1987). Expanding the scope of childbirth preparation to meet the needs of hospitalised high-risk patients. J Obstet Gynecol Neonatal Nurs, 418.

Becker, M.H., (1974). The Health Belief Model and personal health behaviour. Thorofare,

N.J. Editora.

Barros, H., Traveres, M., & Rogers, T., (1996). O papel dos cuidados pré-natais no nascimento pré-termo e no baixo peso à nascença em Portugal. J. de Medicina de Saúde Pública, 18, 321-8.

Begun, F., Buckshee, K., & Pander, JN., (2001). Avaliação pré-natal utilizando a pontuação do perfil biofísico. Bangladesh Med Res counce Bull, 22, 51-9.

Bekketeig, L.S., Ekines, S, H., & Jacobsen, G., (1984) Randomised controlled trial of ultrasound screening in pregnancy. Lancet, 2, 207-11.

Bennett, A., Hewson, D., Booker, E., & Holliday, S., (1985). Antenatal preparation and labour support in relation to birth outcomes. Birth, 12, 9-15.

Bennett, M. J., Little, G., & Dewharsty, J., (1982). Predictive value of ultrasonography in early pregnancy: a randomised controlled trial. British J Obst Gynecol, 89, 338-41.

Berg, C.J., Atrash, K., Koonin, M., & tucker, M., (1996). Pregnancy-related mortality in the United States, 1987- 1990. obstetric Gynecol, 16. 1-7.

Binstock, MA., & Tasdick, G., (1997). Alternative antenatal care: impact of reduced visit frequency, targeted visits, and community of care. J. Reported Medicine, 40, 70512.

Boss, D.J., & Timbrok, R.E., (2001). Resultados clínicos obstétricos associados à continuidade dos cuidados pré-natais. J Am Board Fam Pract, 14, 418-3.

Brown, S., (1989) Drawing women into prenatal care. Perspectives on Family Planning, 21, 73-80.

Bucher, C., & Schmidt, G., (1990). Does routine ultrasonography improve outcome

na gravidez? Meta-análise de diferentes medidas de resultados. BMJ, 307, 13-17.

th Burroughs, A., (1992) Blaire's Maternity Nursing, 5 ed, W.B. Saunders Company.

Campbell, S., Warsof, S.L., & Little, D.C., (1985). Rastreio ultrassonográfico de rotina para a previsão da idade gestacional. Obst Gynecol, 65, 613-20.

Carolyn, L., Gegor, C.N., Paine, L., Timothy, & Johnson, M. (1991). Antepartum fetal assessment: A nurse-midwifery perspective. Journal of Nursing and Midwifery, 36, (3) 153- 166.

Chachkes, E., & Christ, G., (1996). A grande questão cultural na educação do paciente. Patient education and counselling, 27, 13, 13-21.

Chandra, A., Health aspects of pregnancy and childbirth: United States, 1982- 88. Centro Nacional de Estatísticas da Saúde, 23.18.

Chamberlain, P., Manning, F., & Morrison, I., (1984). Ultrasound Evaluation of Amniotic Fluid Volume, The relationship of Marginal and decreased Amniotic Fluid Volume to perinatal outcome, American Journal of Obst & Gyne. 150, 1249.

Clay, L., (1995). Promoting parenting through prenatal education (Promover a parentalidade através da educação pré-natal). J Nurse Midwifery, 40, 397.

Dawkins, D., Ervin, N., Weisefeld, L., & Yan, A., (1988). Health orientation, beliefs, and health service utilisation among high-risk minority expectant mothers. Nursing in Public Health, 5, 7-11.

Departamento de Saúde e Serviços Humanos (USADHHS, 1989) Relatório em linha

Dick- Read, G., (1944). Childbirth without Fear: The principles and practice of Natural Child- Birth. Nova Iorque, Harper.

Dragons, T., & Christodulou, G., (1998). Cuidados pré-natais. Journal of Clinical Psychology,18, 127-142

Eggersten, S., Benedetti, T., & Washington, S., (1984). Fetal well-being as assessed by the mother's daily fetal movement count. The Journal of Family Practice, 18, 771-74.

Inquérito Demográfico e de Saúde do Egito, 1998. Relatório em linha.

Inquérito Demográfico e de Saúde no Egito, 2000. Relatório em linha

Ekines, S.H., Okland, O., & Aure, J.C., (1984). Ultrasound screening in pregnancy: A randomised controlled trial. Lancet, 1, 1347.

El Morsys, S., (1995). Fatal Reproduction in Egyptian Women: Maternal Mortality and the Medicalisation of population control" in conceiving the New World Order: University of California Press, pp. 162-176.

El Mouelhy& Mawaheb (1991). Maternal mortality in Egypt (Mortalidade materna no Egito). Manuscrito não publicado.

Enkin, M., Keirse, M., & Chalmers, I., (1989). A guide to effective care in pregnancy and childbirth.Vol 1, Oxford: Oxford Press.

Enkin, M., Smith, S., Dermer, S., & Emmett, J., (1972). An adequately controlled study of the effectiveness of PPM training. Em N. Morris (Ed.), Psychometric medicine in obstetrics and gynaecology. Basal: Karger.

Ernst, E., (1994). A reforma dos cuidados de saúde como um processo contínuo. J Obstet Gynecol Neonatal Nurs, 23, 129.

Evans, C., (1995). Postpartum home care in the United States (Cuidados domiciliários pós-parto nos Estados Unidos). J Obstet Gynecol Neonatal Nurs, 24, 180.

Ewigman, B., Grane, J.P., & Frigoletto, F.D., (1982). O uso de ultrassom no

Reconhecer o atraso de crescimento intrauterino. Uma visão geral. J Clinical Ultrasound, 10, 9-16.

Ewigman, B., Lefevre, M., & Hesser, (1990). A randomised trial of routine prenatal ultrasonography. Obstet Gynecol, 76, 189- 194.

Farooqu, M., Grossman, JH., & Shannon, RA., (1982). A review of twin pregnancies and perinatal mortality. Obstet Gynecol, 89. 338- 341.

Favin, M., Bradford, B., & Cebula, D., (1984) Access to maternal health services. Em Information for Action Issue Paper: Improving maternal and child health in developing countries, pp. 22-35, Genebra, Suíça e Washington, DC: World Federation of Public Health Association.

Felton, G., & Segelman, F., (1978). Lamaze birth training and changes in beliefs about personal control. Birth and the Family Journal, 5, 141-50.

Fischer, S., (1981). Foetal movement and foetal outcomes in a low-risk population (Movimento fetal e resultados fetais numa população de baixo risco). J Nurse Midwifery, 26, 24-7.

Flanagan, J., (1986). Birth in the eighties: What next? J of Nurs - Midwifery, 31. 194-8

Fridh, G., & Johansson, F., (1990). Do primiparas and multiparas have a realistic expectation of labour. Ata Obstet et Gynecol Scandinvica, 69, 103-9.

Gegor, C., Paine, L. & Timothy, J., (1991). Antepartum fetal assessment. J3A nursemidwifery perspective J oflNurse Midwifery 36, 153-166.

Goodson, J., Buller, & Goodson, W., (1985). Parental child safety education. Obstet Gynecol, 65, 312.

Goss, G.L., Lee, K., Koshar, J., Heilnemann, M.S., & Stinson, J., (1997). Mais não

significa melhor: consultas pré-natais e resultados da gravidez na população hispânica. Enfermagem de Saúde Pública, 14, 183-8.

Grant, A., Elbourne, D., & Valentin, L., (1989). Contagem formal de movimentos fetais e risco de morte tardia anteparto em singletons normalmente formados. The Lancet ii, 345-49.

Hakim, A., & EL Zanaty, F. (2000) Study of stillbirths and neonatal mortality in Egypt. Investigação sobre saúde materna

Hetherington, S., (1987), A controlled study of the effect of prepared childbirth classes on obstetric outcomes. Birth, 17,86.

Hodnett, E., & Osborn, R., (1989). Effects of continuous intrapartum professional support on birth outcomes. Res Nurs Health, 12, 289.

Hughey, M., McElin, T.W., & Young, T., (1978). Resultados maternos e fetais de pacientes preparadas para o Lamaze. Obstet Gynecol, 51, 643-47.

Humblet, P.C., Wollast, E., Vandenbussch, P., & Buekens, P., (1989). Organisation of prenatal care in Belgium (Organização dos cuidados pré-natais na Bélgica). Biology of The Neonate, 55, 55-62.

Husly, C., Patric, H., Alexander, G.R., & Ebeing, M., (1991). Prenatal care and preterm birth: Is there a link in uncomplicated pregnancies. Birth, 18, 146-50.

Instituto de Medicina (1988). Prenatal care reaching mothers, reaching infants, Summary and recommendations, Washington, D.C. National Academy Press.

Jacobs Institute of Women's Health (1992). O livro de dados sobre a saúde da mulher. In J. A.
Horton (ed.) Nova Iorque: Elsevier.

Janson, M., Lindmark, G., & Ross, L., (2001). Mortes pré-natais e cuidados pré-natais inadequados na Letónia. Act Obst & Gynecol Scand, 80, 1091-5.

Jennett, R.J., Warford, H.S., Kerinick, C., & Waterkotte, G.W., (1981). Índice de Apgar: Uma ferramenta estatística. Am. J of Qbstet and Gynecol, 140, 206-212.

Kemppainen, S., Karjalainen, Q., & Ylostalo, P., (1990). Triagem por ultrassom e mortalidade perinatal. The Helsinki ultrasound study. Lancet, 336, 387- 91.

Kessner, D., Singer, J., & Kalk, C., (1973). Infant death: Analysis by maternal risk and health care. In contrast in health status, National D.C: National Academy Press.

Klerman, L.V., (1990). The need for new perspective prenatal care **IN** Fiscella, K., (1990) does prenatal care improve birth outcome, Review article, Qbst& Gyne 185, 46879.

Klusman, L.E., (1975). Reduzir a dor no parto através do alívio da ansiedade durante a gravidez. J of Consulting and Clinical Psych, 43, 162-5.

Koonin, M., Mackay, P., Berg, CJ., Atrash, K., & Smith, C. (1997). Surveillance of pregnancy-related mortality - United States 1987 - 1990: Mor Mortal Wkly Rep CDC Surveillance Summ 8 146(4) 17-36.

Kramer, M., (1965). Obrigado, Dr. Lamaze. Nova Iorque, Doubleday & Co.

Krueger, P.M., & Scholl, T., (2000). Appropriate prenatal care and pregnancy outcome (Cuidados pré-natais adequados e resultados da gravidez). J of American Qsteopath Association, 100, 485-92.

Labb, M., Beasley, J., & Haddad, N., (1985). A controlled trial of daily fetal movement counting for the prevention of stillbirth. J of Qbstet & Gynecol, 6, 87-91.

Landy, H.J., Weiner, S., & Carson, S.L., (1986). Avaliação ultra-sonográfica do desaparecimento fetal no primeiro trimestre. Am J Qbst Gynecol, 155,14-19.

Larsen, T., Petersen, S & Larsen, JF., (19920 . Reconhecimento de bebés pequenos para a idade gestacional

fetos através do rastreio por ultra-sons em populações de alto risco: A randomised controlled trial. Br J Qbstet Gynecol, 99, 469-474.

Laurie, D., Evans, E., Adams, A., Gargiullo, P., Kiely, J., & Marks, J., (1996). Trends in the percentage of women who did not receive prenatal care in the United States from 1980 to 1992 - Contribution of demographic and risk-related effects. J Qbst& Gynecol, 87, 575-80.

Lawharm, L., Zweig, S., & Tinker, H., (1990). Children and pregnant women. Journal of Rural Health, 6, 365- 77.

Lazarus, E., & Phillipeson, E., (1990) . A longitudinal study comparing prenatal care of Puerto Rican and white women. Birth, 17, 6- 17.

Lefevre, M., Bain, R., & Ewigman, B., (1993). A randomised trial of prenatal ultrasound screening: implications for maternal management and outcomes. The Radius Study Group. Am J Qbstet Gynecol, 169, 483- 89.

Leventhal, E., Shacham, S., & Leventhal, H., (1989). Active coping reduces reports of pain in childbirth. Consult Clinic Psychol, 57, 365.

Levitin, M., Petrikovsky, B., & Schneider, E., (1997). Orientações práticas para a monitorização fetal anteparto. Am Fam Physician, 56, 1-12.

Klein, G., EL Kassas, M., & Eissa, A., (2000). O Programa Nacional de Cuidados Neonatais do Egito: Uma estratégia prática para melhorar a qualidade dos cuidados neonatais. TPA Journal (INCH) 7(2).

Loderio, J., Ventizeols, AM., Feinsten, S., Campbell, WA., & Nochimson, DJ., (1986) Fetal Biophysical Profile in twin pregnancy. Obstet Gynecol, 67, 824- 27

Lothian, J., (1993). Dimensões críticas na educação perinatal. AWHONN's Clin Issues, 4,^20.

Lowdermilk, D., Perry, F., & Bobake, J., (1997). Maternidade e cuidados de saúde da mulher. 6 [th]ed, Mosby.

Lumley, J., & Brown, S., (1993). Participants and non-participants in antenatal classes in Australia: how they differ and their birth. Birth, 20: 123-31.

Manion, J., (1977). A study of fathers and the care of infants. *Birth and the* Family Journal, 4,174-9.

Manning, F., Morrison, M., Harman, CR., & Menticoglou, SM., (1990). Predictive accuracy according to score composition Am J Obstet & Gynecol, 162, 918-27.

Martineze, M., (1992). Early intrapartum birth preparation, self-coherence, and physical and psychological birth outcomes. Cleveland, OH, Case Westeren Reserve University, Dissertação.

McDermott, J., Drews, C., Adams, M., Berg, C., Hill, H., & McCarthy, B., (1996). Factores associados a cuidados pré-natais inadequados durante a segunda gravidez entre mulheres afro-americanas. J of Nurse- Midwifery, 41, 368- 76.

Melzack, R., (1984). The myth of painless childbirth (O mito do parto sem dor). Dor, 19, 321.

Merkatz, I., & Thomposon, J., (1990). New perspectives on prenatal care. Nova Iorque: Elsevier.

Mitford, J., (1992). The American Way of Birth. Nova Iorque, Dutton.

Momtaz, M., & Galal, M., (1993). Fetal Biophysical Profile Score and its effects on perinatal mortality and mode of delivery. [rd]Trabalho apresentado no 3° Congresso Mundial de Ultrassom em Obstetrícia e Ginecologia, Las Vegas, Nevada, EUA

Moodley, D., Payne, A.J., Moodley, J., (1996). Mortalidade materna em Knzwaulu: Necessidade

para um sistema de base de dados de informação e um inquérito confidencial sobre mortes maternas nos países em desenvolvimento, Tropical Doctor 26(2) 50- 52.

Moore, D., (1983). Prepared childbirth and marital stratification during the pre- and postnatal period. Nurs Res, 32, 73.

Moore, T., & Piacquadio, K., (1989). A prospective evaluation of fetal movement screening to reduce the incidence of antepartum fetal death. Am J Obstet Gynecol, 160, 1075- 80.

Nageotte, M.P., Towers, C.V., Asrat, T., & Freeman, R.K., (1995) Perinatal outcome with the Modified biophysical profile. Am J Obstet Gynecol, 172,1329.

Nagey, D., (1989). Revisões: O conteúdo dos cuidados pré-natais. Obstetrícia.

Nancy, K., Becker, M.H., (1984). The Health Belief Model: A Decade Later. Health Education Quarterly, 11s, (1)

Conferência de Desenvolvimento de Consenso do Instituto Nacional de Saúde (1984). O uso de diagnóstico por imagem de ultrassom durante a gravidez. JAMA, 252, 669-72

Instituto Nacional de Saúde (1997). Diagnóstico por imagem de ultrassom na gravidez e o uso de monitoramento fetal. Publicação NIH nº *84*- 667, Washington, D.C.

Neilson, J.P., (1993). Antropometria fetal de rotina no final da gravidez: base de dados de coerência da revisão sistemática n.º 03873. Oxford.

Neldam, S., (1980). O movimento fetal como indicador do bem-estar fetal. Lancet, 1, 1222-25.

Newnham, JP, Evans, & Michael, CA, (1993): Effect of frequent ultrasound scans during pregnancy: a randomised controlled trial. Lancet, 342, 887- 91.

Nichols, F., & Humenic, S., (1988). Childbirth education: practice, research, and theory (Educação para o parto: prática, investigação e teoria). Filadélfia, WB Saunders.

Nichols, F., (1993). Questões em educação perinatal. AWHONN's Clin Issues, 4.55.

Nichols, M., (1995). Adjusting to new parenthood: participants versus non-participants in childbirth preparation classes. Birth, 22, 21.

O'Brien, M., & Smith, C., (1981). Women's views and experiences of antenatal care (As opiniões e experiências das mulheres sobre os cuidados pré-natais). Practitioner, 225, 123.

Oths, KS, & Winston, CA, (2000). Seeking early care. O papel dos defensores dos cuidados pré-natais. Med Anthropol Q, 2, 127- 37.

Pagnini, DL., & Reichman, NE., (2000). Psychological factors and the timing of prenatal care among women in New Jersey's Health Start Programme. Fam Plann Perspect, 32, 56- 64.

Patterson, E., Freese, M., & Goldenberg, R., (1990). Seeking safe passage: Health care utilisation during pregnancy. Imagem: J of Nursing Scholarship, 22, 27- 31.

Patton, L., English, E., & Hambleton, L., (1985). Labour preparation and outcomes of labour and delivery in primiparous women (Preparação para o parto e resultados do parto em mulheres primíparas). J Fam Pract, 20, 375.

Penman, W., (1972). William Goodell e o Retiro de Preston. Transacções e estudos dos estudos da faculdade de médicos de Filadélfia, 40, 112-19.

Perkins, E.R., (1980). Women's patterns of attendance at antenatal classes: is it good enough? Journal of Health Education, 39, 3-9.

Persson, PH., & Kullander, S., (1983). Long-term experience with general ultrasound screening in pregnancy. Am J of Obstet Gynecol, 146.

Petitti, D., Coleman, Binsacaa, P., & Allen, B., (1990). Early prenatal care among urban black and white women. Birth, 17, 1-5.

Petrikovsky, B.M., Ventizeols, A.M., & Lener, T., (1990). Cyclicity of fetal heart rate during preterm labour (Ciclicidade da frequência cardíaca fetal durante o trabalho de parto prematuro). J Reproductive Med. 35, 152-4.

Phaya, A.M., (1993). Uma investigação dos factores que influenciam a adesão aos cuidados pré-natais precoces e o comportamento das mulheres grávidas nas zonas rurais do Malawi. Universidade Católica, DN.Sc (Dissertação).

Poland, M., Ager, J., & Olsen, J., (1987). Barreiras à utilização de cuidados pré-natais adequados. Am J of Obstet & Gynecol, 157. 297-303.

Prual, A., (1999). Gravidez e parto na África Ocidental: Rumo a uma maternidade de baixo risco. Sante Publique, 11, 167-91.

Painel de Peritos em Cuidados Pré-Natais do Serviço de Saúde Pública (1989). Caring for our future; the content of prenatal care (Cuidar do nosso futuro; o conteúdo dos cuidados pré-natais). Washington D.C.: *Departamento* de Saúde e Serviços Humanos dos EUA.

Rankin, K., (1996). Patient education: Principles and Practice. Lippincot, Nova Iorque.

Redman, S., Oak, S., Booth, P., Jensen, J., & Saxton, A., (1991). Evaluation of an antenatal education programme: participant characteristics, change in knowledge and participant satisfaction. Australian and New Zealand J of Obst & Gynecol, 31, 31016.

Reeb, K.G., Graham, A., Zyanski, S., & Kitson, G., (1987). Predicting low birth weight and complicated labour among urban black women: A Biopsychosocial perspective. Social Science Medicine, 25, 1321-27.

Reid, M., & Mcllwaine, G.M., (1980). Consumer's views on a clinic for pregnant women (Opinião dos consumidores sobre uma clínica para mulheres grávidas).

Ciências Sociais e Medicina, 14A, 363-68.

Salah, Saneya, Gadalla & Fortney, (1987). Maternal Mortality in Menoufia: A Study of reproductive age mortality Editado por Morsys, Cairo, Centro de Investigação Social, Universidade Americana do Cairo.

Saari, K.A., Karjalnnen, O., & Ylostalo, P., (1990). Ultrasound screening and perinatal mortality: controlled trial of systematic one-stage screening in pregnancy. Lancet, 336, 387-91.

Sadovsky, E., Lauper, N., & Allen, J., (1979). The incidence of different types of fetal movements during pregnancy, British J of Obstet & Gynecol, 86, 10- 14.

Sepou, A., Yanza, M.C., Nguebmia, E., Nali, M.N., & Bangamingo, J.P., (2000). Cuidados pré-natais numa zona semi-urbana da República Centro-Africana: frequência dos factores que influenciam o prognóstico materno e neonatal. Med Trop.60, 257-61.

Sikooriski, J., Wilson, J., Clement, S, Das, S., & Semeeton, N.A., (1995). Randomised controlled trial comparing two schedules of antenatal visits: the antenatal care project. BMJ, 312, 546- 53.

Simkin, P., (1995). Pain relief and promotion of labour progress: a guide to non-pharmacological methods for obstetricians (Alívio da dor e promoção do progresso do trabalho de parto: um guia de métodos não farmacológicos para obstetras). Nascimento, 22, 161.

Singh, S., Forest, J.D., & Torres, A., (1989). Prenatal Care in the United States: A State and Country inventory - Nova Iorque: Alan Guittmacher Institute.

Smith, C., (1990). Co-operative antenatal care (Cuidados pré-natais cooperativos). The Female Patient, 15, 19- 24.

Sturrock, W., & Johnson, J., (1990). The relationship between antenatal classes and obstetric outcomes (A relação entre as aulas pré-natais e os resultados obstétricos). Birth, 17, 82.

Swink, C., (1985). A comparative study of users and non-users of prenatal care services (Dissertação. Universidade de Oklahoma) Resumo da Dissertação.

Taffel, S., (1978). Prenatal care in the United States, 1969- 75- National Center for Health Statistics. Vital Health Stat, 21.

Tanzer, D., & Block, J.U., (1976). Porquê o parto natural? Nova Iorque: Schocken Books.

Tausing, F., (1937). The history of prenatal care. Am J of Obst & Gynecol, 34, 731-39.

Thomas, H., Draper, J., & Field, S., (1983) An evaluation of the practice of shared antenatal care. J of Obstet and Gynecol, 3, 157-160.

Thomas, P., Golding, J., & Peters, T.J., (1991). Delayed antenatal care: Does it affect pregnancy outcome. Social Science Med. 32, 715-723.

Tonmukuakul,O., (1984) . Determinantes do cumprimento dos controlos de saúde: O caso das mulheres grávidas na Tailândia. Dissertação de doutoramento não publicada, Universidade de Nova Iorque.

Tyson, H., Higgins, R.D., & Tyson, I., (1999). Family dysfunction and Native American women who do not seek prenatal care (Disfunção familiar e mulheres nativas americanas que não procuram cuidados pré-natais). Archives of Family Medicine, 8, 1117.

Van Auken, W., & Tomlinson, D., (1953). An appraisal of patient training for childbirth (Uma avaliação do treinamento de pacientes para o parto). Am J Obstet Gynecol, 66, 100.

Varney, H., (1987). Em Enfermagem - Obstetrícia (19-36). Boston Blackwell Scientific Publication.

Ventizeols, AM., Campbell, WA., & Nochimson, DJ., (1987). The use and misuse of Fetal Biophysical Profile Scoring. J of Obst & Gynecol, 165, 527-533.

Ventizeols, AM., Campbell, WA., Ingradia, C., & Nochimson, DJ., (1985). O feto

Perfil biofísico e seu valor preditivo. J of Am College of Obstetrician and Gynecologist, 62, 271- 78.

Ventizeols, A.M., Gaffney, S.E., Salinger, L.M., Kontopoulos, V.G., Campbell, W.A., & Nochimson, D.J., (1987). The relationships between fetal biophysical profile, umbilical cord pH, and Apgar scores. Am J Obstet Gynecol, 157, 627-31.

Villar, H., & Bergsjo, S., (1997). Scientific basis for the content of routine antenatal care: philosophy of recent studies and ways to eliminate or mitigate adverse maternal outcomes. Ata Obstetric Gynecol Scandinavia, 76, 14- 20.

Walker, B., & Erdman, A., (1984). Birth education programme: The relationship between confidence and knowledge. Birth, 11, 103-8.

Warsof, SL., Pearce, JM., & Campbell, S., (1986). O valor atual dos exames de ultrassom de rotina. Clin Obstet Gynecol, 10,445- 457.

Wente, A., & Crockenberg, S.B., (1976). The transition to fatherhood: Lamaze preparation, adjustment difficulties, and the male-female relationship. Family Coordinator, 25, 35157.

Whipple, B., Josimovich, & Komisaruk, B., (1990). Sensory thresholds during the antepartum, intrapartum, and postpartum periods. Int J Nurs Stud, 27,213.

Organização Mundial de Saúde (1997) Relatório em linha

Organização Mundial de Saúde (1998) Healthy mother, healthy child (Mãe saudável, criança saudável). Recomendações em linha

Wuitchick, M., Hesson, K., & Bakal, D., (1990). Prenatal predictors of pain and stress during labour. Birth, 17, 186.

Wulf, K., & Steck, T., (1994). The influence of timing and frequency of antenatal care visits on pregnancy outcome in the Bavarian perinatal register 1987- 1988. European J of Obst & Gynecol, 57, 79- 84.

Zaid, A., Fullerton, J., & Moore, T., (1996). Factores que influenciam o acesso aos cuidados pré-natais das mulheres hispânicas que vivem na fronteira entre os EUA e o México. J of Nurse- Midwifery, 41, 277-84.

Zax, M., (1975). Childbirth education, maternal attitudes, and childbirth (Educação para o parto, atitudes maternas e parto). Am J of Obst & Gynecol, 123, 185-90

Zwelling, E., (1996). Childbirth education in the 1990s and beyond. J Obstet Gynecol Neonatal Nurs, 25, 425.

Índice

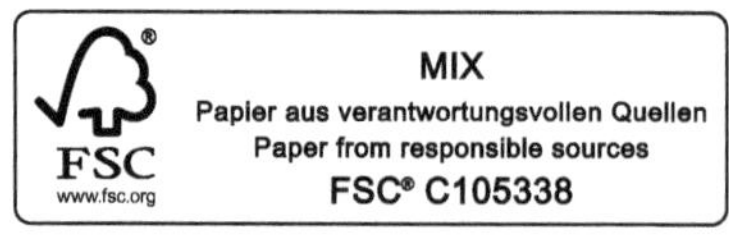

Printed by Books on Demand GmbH, Norderstedt / Germany